曼陀罗心理疗法丛书

曼陀罗心灵动力棋疗法操作手册

陈灿锐 高艳红 著

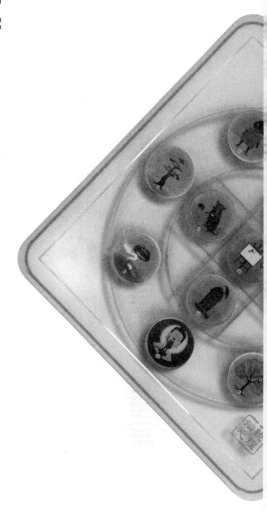

暨南大学出版社
JINAN UNIVERSITY PRESS

中国·广州

图书在版编目（CIP）数据

曼陀罗心灵动力棋疗法操作手册／陈灿锐，高艳红著. —广州：暨南大学出版社，2017. 12
（曼陀罗心理疗法丛书）
ISBN 978 - 7 - 5668 - 2286 - 4

Ⅰ.①曼… Ⅱ.①陈… ②高… Ⅲ.①精神疗法—手册
Ⅳ.①R749. 055 - 62

中国版本图书馆 CIP 数据核字（2017）第 315834 号

曼陀罗心灵动力棋疗法操作手册
MANTUOLUO XINLING DONGLIQI LIAOFA CAOZUO SHOUCE
著　者：陈灿锐　高艳红

出 版 人：徐义雄
策　　划：黄圣英
责任编辑：冯 琳　黄佳娜　颜 彦
责任校对：高 婷　黄 颖
责任印制：汤慧君　周一丹

出版发行：暨南大学出版社（510630）
电　　话：总编室（8620）85221601
　　　　　营销部（8620）85225284　85228291　85228292（邮购）
传　　真：（8620）85221583（办公室）　85223774（营销部）
网　　址：http：//www. jnupress. com
排　　版：广州市天河星辰文化发展部照排中心
印　　刷：广州天虹彩色印刷有限公司
开　　本：787mm×1092mm　1/16
印　　张：13. 75
字　　数：225 千
版　　次：2017 年 12 月第 1 版
印　　次：2017 年 12 月第 1 次
定　　价：48. 00 元

前　言

　　心理咨询作为一种带有目的的会谈，与一般漫无目的的闲聊不同。那心理咨询的目的是什么呢？相信只要对心理咨询稍有了解的人都会脱口而出：助人自助。可以说，我们一直强调心理咨询要遵循这样的"正确"观念：授人以鱼不如授人以渔。

　　在接受心理咨询训练时，我也认为这是金科玉律，不可动摇。因为我们要相信来访者的潜能，要帮助来访者认识自我并发挥潜能；让他们自己有解决问题的能力而非仅仅依赖咨询师。

　　然而，在多年的教学与咨询中，我们认为这个观点虽然正确，但非常片面。不妨想象一下，一个人已经病得奄奄一息，毫无力气，难道不应该直接端上美味的鱼汤给他？难道我们要拽着他一起去湖边钓鱼？还要手把手地教会他钓鱼的本领？当他饿死在湖边时，我们理直气壮地说，我们是为他好，我们要把最好的技术传授给他！因为学会钓鱼才可以自力更生！很显然，这是无比荒谬的！我们认为，正确的助人方法是急人所急，先喂鱼汤，再教钓鱼！同样，来访者深受问题困扰，他们急需的是解决问题。问题长时间悬而未决，他们的自我力量已经被消耗殆尽，会因习得性无助而抑郁。他们迫切需要的是"鱼汤"！

　　心理咨询在中国尚未普及，来访者大都是被问题"逼迫"前来，比如婚姻已经走到破裂的边缘，对孩子的教育已经有心无力、束手无策。显然，来访者急需解决问题的策略！

　　很可惜，受"助人自助"观念的束缚，在心理咨询与治疗的各种理论与技术中，能够真正帮助来访者直面问题、聚焦问题、解决现实困扰的方法少之又少。现状是咨询师有心无力，无计可施，来访者觉得咨询效果不佳，咨询师冷漠无情。

曼陀罗心灵动力棋疗法（简称动力棋疗法）正是在这样的背景下诞生的！与其他咨询疗法不同，动力棋疗法强调聚焦问题，解决问题。它以问题的解决为导向，使咨访双方平等地探索解决问题的策略。因此，动力棋疗法既尊重来访者的自主性，又强调咨询师的启发教育功能。

动力棋疗法真的能解决问题吗？作为一种新的心理疗法，许多人心中难免产生疑惑。目前有不少咨询师已经开始运用动力棋进行咨询和治疗，也真切地感受到动力棋疗法的显著疗效。对于大多数还不熟悉动力棋疗法的朋友，我们希望通过这本操作手册来进行系统的介绍。

本书是国内外首部关于曼陀罗心灵动力棋疗法的著作。可以说，动力棋疗法不仅具有深厚的理论及实践基础，也具有非常强的操作性。本书按照培训动力棋咨询师的体系来架构。读者可以通过阅读本书掌握动力棋咨询的个案概念化，并学会运用动力棋进行咨询与治疗。

第1章首先介绍动力棋疗法的基本概念及特色，使读者对动力棋疗法有一个基本的认识。

第2章介绍咨询师如何运用理论来系统分析及评估来访者，即如何进行动力棋咨询的个案概念化。动力棋咨询的个案概念化以自我—情结—自性轴心理结构模型为基础，从自我、情结及自性三个层面来理解不同的心理结构对来访者问题解决的影响。具体来说，它包括了解来访者的心理结构观、心理发展观、心理病理观、心理治疗观及具体的技术选择等。

第3章向读者介绍动力棋的基本配置，包括曼陀罗盘、动力棋棋子及其A、B、C、D盛放盘。此外，还介绍在咨询室中如何配置动力棋。

第4至6章重点介绍动力棋咨询的各种阵法及技术。第4章介绍动力棋的自我增强技术，第5章介绍化解情结的情绪表达技术，而第6章介绍激发自性动力的各种阵法及技术。这些阵法及技术作为动力棋疗法重要的治疗手段，具有非常鲜明的特色，也是协助来访者找到问题解决的关键要素。

第 7 章及第 8 章主要向读者呈现动力棋的操作步骤，包括初始咨询及后续咨询两个部分。动力棋的咨询过程是以问题解决过程为基础，通过聚焦问题、明确目标、呈现与调整棋局来获得对问题解决的领悟，并通过催化技术来协助来访者进行现实检验。

第 9 章及第 10 章介绍动力棋技术及阵法的组合原则及一些常用的组合模式。动力棋咨询的优势在于锚定来访者的问题，依据个案概念化，灵活运用各种技术及阵法。

第 11 章重点介绍如何进行儿童动力棋咨询。此外，曼陀罗动力棋不仅可以运用于正式的心理咨询中，还可以运用于家庭活动中。

第 12 章讲述动力棋咨询中的咨访关系问题，涉及咨询师的角色定位、在咨询过程中需要完成的任务、动力棋咨询师对来访者的态度等。

在第 13 章中，介绍运用动力棋疗法在咨询中可能会遇到的一些障碍，并且提供应对的策略。

最后，我们在第 14 章向读者详细地介绍几个典型的咨询案例，希望通过描述能帮助读者更好地理解动力棋的操作过程。

可以说，动力棋疗法是一种以问题的解决为导向的心理疗法，它的运用范围非常广泛——既可以用于个体咨询，也可以用于团体；既可以用于专业的心理咨询，也可以用于家庭活动。我们真诚地希望通过这本书，能够让读者真切地了解动力棋咨询的特点并掌握动力棋的操作过程。

陈灿锐博士

2017 年 11 月

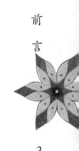

曼陀罗心灵动力棋购买途径

途径一：打开淘宝网→在搜索框内输入"灿锐心理"→选择店铺→点击搜索，进店→选择"曼陀罗心灵动力棋"进行购买。

途径二：打开手机淘宝→点击左上角"扫一扫"，扫描以下二维码→进店后选择"曼陀罗心灵动力棋"进行购买。

途径三：打开手机微信→扫描以下二维码添加"灿锐心理"官方微信号→向客服人员咨询购买。

途径四：拨打灿锐心理电话：020－29029601。

目　录

1 曼陀罗心灵动力棋疗法概述

本章介绍曼陀罗心灵动力棋疗法的基本概念、特点、成为动力棋咨询师的过程以及如何阅读本书。

1.1 关于动力棋疗法

1.1.1 动力棋疗法的概念及内涵

动力棋疗法是基于心理分析理论并以问题解决为导向，通过棋艺的表达性艺术形式来帮助来访者激发自性动力、增强自我力量，从而获得问题解决能力的心理疗法。

"曼陀罗心灵动力棋"这个名称的意义见表 1-1。

表 1-1 "曼陀罗心灵动力棋"名称的意义

名称	意义
曼陀罗	①界定动力棋疗法的理论基础为心理分析 ②指出它与曼陀罗绘画疗法之间的关系 ③动力棋疗法的硬件即曼陀罗棋盘绘有曼陀罗图案
心灵动力	界定了心灵动力为自性动力，而自性动力按照保护—分化—凝聚—整合—指引—超越—开悟七个阶段发展
棋	以棋艺的艺术表达方式作为咨询的形式

从理论上，动力棋疗法是以曼陀罗绘画疗法的理论为基础的，而曼陀罗绘画疗法又源自荣格心理分析。具体来说，动力棋疗法的理论包括心理

结构观、心理发展观、心理病理观、心理治疗观及咨询技术五个方面，见表1-2。在运用动力棋疗法的咨询过程中，动力棋咨询师需要使用动力棋疗法的理论对来访者的情况进行理论推导与分析，分析过程准确与否深刻地影响着动力棋疗法的咨询效果。

表1-2　动力棋疗法的理论基础

要素	具体内容
心理结构观	自我—情结—自性轴
心理发展观	自性动力七阶段：保护—分化—凝聚—整合—指引—超越—开悟
心理病理观	创伤—情结导致自我功能受损，影响问题的解决
心理治疗观	激发自性动力、化解情结，提高自我适应力
咨询技术	基于心理病理观和心理治疗观的各种阵法和技术

动力棋疗法理论中自我—情结—自性轴的心理结构及自性动力七阶段的发展模型具有极大的涵容性。它们可以有效地解释个体不同层面的心理状况（意识、个体无意识及集体无意识）及各个发展阶段的状况（从最低级的保护阶段如恐惧神经症、被害妄想到最高级的开悟、明心见性）。

从咨询技术看，按照自我—情结—自性轴的心理结构，动力棋疗法拥有许多独具特色的咨询技术（阵法及技术）。此外，它不仅结合曼陀罗绘画疗法的理念，还吸收许多相关的心理治疗方法与技术，如行为疗法、认知行为疗法（CBT）、眼动脱敏疗法（EMDR）等（见第13章）。动力棋疗法把这些技术有机地整合起来并形成完整的体系。为了达到问题解决的目的，动力棋咨询师要依据对来访者的理解选择具有针对性的阵法及技术。

从咨询目标的角度来说，动力棋疗法以问题解决为咨询目标。在进行动力棋疗法的咨询中，动力棋咨询师通过各种阵法和技术帮助来访者分析问题的本质、明确问题解决的目标、探索及选择问题解决的策略，从而更有效地协助来访者解决现实问题。

从心理咨询与心理治疗的言语或非言语形式来划分，动力棋疗法偏向于非言语的表达性艺术治疗；从心理咨询与治疗的时长来划分，它属于短期的治疗形式；从心理咨询的流派来划分，它属于心理分析流派。

1.1.2 动力棋疗法的表现形式

音乐、绘画、舞蹈、戏剧、陶塑等艺术形式已经被广泛地运用到临床心理咨询中。不过，国内仍未有以下棋这种形式来进行专业的心理咨询和治疗。那么，作为一种新形式，棋艺是否适合心理咨询和治疗？它是否有效？众所周知，下棋是大众的娱乐方式之一，包括中国象棋、国际象棋、围棋、军棋、跳棋等，它们被用来开发智力、陶冶情操。由此可见，下棋具有训练与改善心理机能的效果。

动力棋疗法是以问题的解决作为导向的心理治疗。从心理学的角度来看，问题解决的过程需要来访者集中注意力、思考问题的本质、明确要达成的目标、分析可能的策略、预测可能遇到的阻碍、发挥想象力、进行时间规划及提高执行力等。而下棋博弈的过程，为了取得胜利，棋手也需要有效地发挥这些能力。唐代刘禹锡曾写道，"长沙男子东林师，闲读艺经工弈棋。有时凝思如入定，暗覆一局谁能知"，这就很好地说明了棋手下棋时注意力高度集中的状态。

关于棋艺的功能，历代有很多名家的论述，比如班固《弈旨》、马融《围棋赋》、皮日休《原弈》、吕公《悟棋歌》和《四仙子图序》、张拟《棋经十三篇》、刘仲甫《棋诀》等。我们举《棋经十三篇》的论述为例来说明动力棋咨询问题解决与博弈的心理过程之间的关系，见表1-3。

表1-3　动力棋咨询问题解决与博弈的心理过程之间的关系

问题解决能力	《棋经十三篇》论述	动力棋咨询
专注	用意深而存虑精，以求其胜负之由，则至其所未至矣	集中注意力，提高自我力量
规划	棋者，以正合其势，以权制其敌，故计定于内而势成于外	预先演示，做到解决问题时胸有成竹
关键环节	权舆者，弈棋布置，务守纲格	对靶问题进行分析，提高判断力
取舍问题	与其恋子以求生，不若弃子而取势；与其无事而强行，不若因之而自补	分析利弊，以达成最终目标

（续上表）

问题解决能力	《棋经十三篇》论述	动力棋咨询
原则问题	夫棋始以正合，终以奇胜，必也四顾其地，牢不可破，方可出人不意，掩人不备	稳中求胜，寻找资源点
对方的分析	夫智者见于未萌，愚者暗于成事。故知己之害而图彼之利者，胜	分析初始状态以及目标状态

　　虽然动力棋疗法在问题解决能力上与一般棋艺有许多共同之处，但是作为一种心理疗法它又有自身明显的特点。那它们有什么不同呢？我们通过表1-4来比较。

表1-4　动力棋咨询与一般棋艺的不同

比较因素	动力棋咨询	一般棋艺
归属	属于心理咨询与治疗	属于文体活动
目标	解决问题	以娱乐为主
理论	有明确的理论指导	无理论
过程	结构化的咨询过程	游戏
时间	60~120分钟	无时间限制
地点	咨询室	无明确限制
形式	来访者在咨询师的指导下下棋	双方博弈
关系	咨询关系	朋友关系

1.1.3　动力棋的基本配置

　　动力棋疗法的基本配置由外箱、棋盘（曼陀罗盘）、棋子及盛放盘4部分有机组成。其中，棋盘与棋子是动力棋的主要配置，它们是运用动力棋疗法各种阵法和技术的必要工具，如下图。

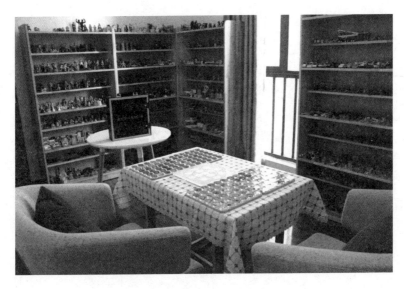

咨询室中的动力棋

1.2　动力棋疗法的特点

前面我们已经比较了动力棋疗法与一般棋艺之间的相似处，那么作为一种新的心理疗法，与其他心理疗法相比，它又具有什么特点呢？

1.2.1　动力棋疗法是以问题解决为导向的心理咨询

动力棋疗法以聚焦问题、解决问题及达成咨询目标为导向。那么，什么是问题解决呢？在心理学上，问题解决是由一定的问题情境引起的，经过一系列具有目标指向性的认知操作，使问题得以解决的心理过程。问题解决具有以下三个特征：①目标指向性。问题解决的目的就是把问题的初始状态转变为目标状态。②操作系列性。问题解决的活动包括一系列认知操作，只有单一认知操作的过程不能称为问题解决。③操作认知性。问题解决分为创造性问题解决和常规性问题解决两种。前者指要求发展新方法的问题解决，后者指利用现成方法的问题解决。

来访者希望通过心理咨询获得帮助，说明他们必定遇到了问题且尚未找到解决问题的方法。这些问题可能是现实中遇到的困难，比如是否跳槽、是找工作还是继续深造、如何处理与恋人的关系等，也可能是各种行为或情绪的困扰，比如焦虑、强迫、怕黑等。可以说，每一个人都会遇到各种各样的问题情境，都需要去解决很多问题。但是，每个人问题解决的能力存在差异，我们通过表1-5对问题解决过程中高手与生手的差别进行对比。如果问题总是无法得到有效解决，就会造成心理困扰，有时甚至需要通过专业的心理咨询来获得帮助。

表1-5 问题解决过程中高手与生手的差异比较

心理特质	高手	生手
态度	自我效能感高，相信能够解决问题	自我效能感低，容易放弃或消极应对
行为	反复研究问题的本质，预先试验，尝试错误并总结经验	轻易下结论，希望问题自动化解，行为刻板，不擅于总结
判断准确性	以问题为中心，不断作出现实检验	存在幻想，不能客观判断问题，依赖二手资料
解题程序	细化问题，找准着力点，既能根据计划逐步接近目标，又能灵活变通	问题含糊不清，找不到突破点，而且解决问题的过程没有计划性

与其他目标不清晰的心理疗法相比，动力棋疗法就是要不断地聚焦问题及咨询目标。这是因为在没有解决问题之前，来访者对问题的认识常常是模糊不清的，对于要达成的目标也不太明确。聚焦问题就是要把模糊的问题清晰化，让问题具体化，让目标可操作。可以说，动力棋疗法强调这样的理念：咨询是否有效果应直接体现在问题解决的效果上。在运用动力棋疗法的咨询过程中，动力棋咨询师通过协助来访者明确问题、调整目标、掌握问题解决策略来逐步达成目标。

1.2.2 动力棋疗法是基于问题解决过程的结构化疗法

一般而言，虽然问题解决的过程可分为发现问题、明确问题、提出假设、验证假设四个阶段，但问题解决是一个复杂的心理过程，它受到问题的性质以及来访者的动机、能力、经验等综合因素的影响。因此，问题解决需要具体情况具体分析。

运用动力棋疗法进行心理咨询的过程是建立在问题解决的心理过程的基础上，为了使咨询效率及效果最大化而设置的结构化步骤。总的来说，运用动力棋进行咨询可以分为初始咨询及后续咨询两个部分。其中，初始咨询分六个步骤（询问问题，理解期待；聚焦问题，明确影响；呈现棋局，自我探索；调整棋局，激发自性；感悟棋局，理清思路；落脚现实，解决问题），而后续咨询分五个步骤（询问进展，获取信息；回顾作业，检验效果；根据需要，排列议题；工作议题，深入探索；布置作业，强化效果）。

在按步骤使用动力棋时，动力棋咨询师都是带着比较明确的工作目标进行相应操作的。因此，动力棋咨询师在使用动力棋进行心理咨询前，需要非常熟悉动力棋的操作流程。

1.2.3 动力棋疗法属于短期的心理咨询

心理咨询中，来访者常常带着问题前来咨询，由于问题的紧迫程度不同，有的来访者期望通过一次或几次的心理咨询便能帮他们解决问题，而有的来访者则愿意花更多的时间进行自我探索。一般而言，长期的心理咨询目标比较抽象，它们以发挥来访者的潜能、促进来访者人格的完整为目标，比如人本治疗、精神分析、曼陀罗绘画及沙盘游戏等；而短期的心理咨询以问题解决为目标。

动力棋疗法以聚焦问题、解决问题为导向，属于短期的心理咨询。根据经验，正因为有了明确的时间限制，来访者的主动性和积极性比较高，阻抗比较少。运用动力棋疗法，虽然咨询目标非常明确和具体，但它与行为治疗（厌恶疗法和系统脱敏）等针对具体行为的矫正而要求咨询目标必须单一和具体不同。可以说，动力棋疗法不仅指向问题解决，还着眼于提高来访者的问题解决能力及自我效能感。

1.2.4 动力棋咨询过程是对来访者不断进行个案概念化的过程

在运用动力棋疗法的咨询过程中，动力棋咨询师需要在熟悉动力棋理论的基础上，不断运用理论对来访者进行个案概念化，而个案概念化包括心理结构观、心理发展观、心理病理观、心理治疗观及咨询技术的运用（详见第2章）。

可以说，虽然动力棋疗法十分强调自我层面的问题解决，但心灵作为一个整体的系统，自我深受情结与自性的影响，因此个案概念化涉及来访者整个心理世界。如果动力棋咨询师不能对来访者进行全面而深入的理解，即缺乏个案概念化的过程，就不能把握来访者问题的实质，也就不能在众多的动力棋阵法及技术中选择适合来访者问题的方法。其结果显然是无法真正地协助来访者进行问题解决。所以，动力棋咨询师只有准确地进行个案概念化，才能有效地进行分析与诊断，从而帮助来访者达成咨询目标。不过，动力棋咨询的个案概念化并非一成不变，它是随着咨询的深入而不断精准的过程。

1.2.5 动力棋疗法使问题外化，通过调整棋局使来访者获得领悟

动力棋疗法为什么能够高效地协助来访者解决问题呢？这是因为动力棋疗法聚焦于问题解决，它不仅帮助来访者将问题外化并使之看清问题，而且还帮助来访者通过改变棋局来领悟解决方案。

第一，动力棋疗法作为表达性艺术治疗的方式，它帮助来访者宣泄、转化情绪。象征性的表达意味着一些被来访者压抑、否定、分裂、隔离的情绪得以宣泄；而以棋艺的方式来表达则让来访者学会用升华的方式来转化自己的情绪。对无形的内心世界的命名，可以有效提高来访者的掌控感。

第二，动力棋疗法帮助来访者把他们的问题清晰地呈现在眼前。来访者的困扰埋藏在内心之中，他们自己没有办法去看清。这好比打仗，当对敌人的信息一无所知时，想要取得胜利非常困难。当来访者把心里的忧虑及困扰呈现出来时，不仅能把问题外化，而且有机会使来访者从不同的角度来看待该问题。事实上，很多来访者体验完动力棋疗法后，认为它能够非常直观地呈现问题。

第三，来访者在调整棋局的过程中可以获得对问题解决的领悟。来访者通过棋局的呈现及调整，不仅可以模拟问题解决的各种可能性并从中找出最优的方法，还可以不断细化问题解决的过程。

第四，动力棋提高来访者对问题的掌控感。在选择棋子表达内心世界的过程中，来访者学会用准确的"词语"即棋子来"命名"他们的内心世界。此外，动力棋疗法还会令来访者产生强烈的心理暗示：棋子是棋局的

棋子，而棋局由我来控制。因此，通过下棋，来访者就对自己的问题有了掌控感。

第五，动力棋促使动力棋咨询师身临其境地去理解来访者。"当局者迷，旁观者清"，棋局的呈现，不仅使来访者可以直观地看到自身的问题，也方便动力棋咨询师通过各种形式协助来访者更好地认识问题并解决问题，并且在这个过程中，不断加深对来访者的理解。

1.2.6 动力棋疗法是通过增强自我来实现问题的解决

动力棋疗法实现问题解决的目标并非是让动力棋咨询师直接为来访者出谋划策、指点迷津，而是通过提高来访者的自我功能并使之得以实现。自我的作用是对内外环境的适应，它包括了自我力量（注意力及判断力）、心理类型（八大功能）及自我功能（现实功能、人际关系、情绪调节及心理防御）。

自我状态如何影响着问题解决的效果及效率，见表1-6。因此，动力棋疗法就是要通过各种阵法和技术来化解情结、激发自性动力，从而提升来访者的自我力量，最终达到解决问题的目标。

表1-6 自我状态对问题解决的影响

自我强大的表现	自我弱小的表现
拥有较好的注意广度及灵活度	注意狭窄、刻板
能够对现实的问题有客观准确的判断	对问题的理解有不切实际的幻想
以问题为中心	以主观意愿为中心
规划及应变能力较强	缺乏规划及应变能力
具有良好的时间管理能力	时间规划及管理能力较弱
具有良好的情绪调节能力	情绪调节能力较差，情绪不稳定
自我效能感高	自我效能感低
能够发挥各种心理功能	心理功能扭曲，难以发挥有效的功能
能够有效使用各种心理防御机制	心理防御机制原始、单一

1.2.7 咨询关系是一种合作关系

在运用动力棋疗法进行咨询的过程中，咨询师与来访者之间是一种友好合作的关系。这种合作关系的基础是咨访双方具有共同的目的：解决问题，实现目标。其心理咨询流程以探讨与明确来访者的问题为起始。在咨询过程中，动力棋咨询师真切地向来访者表达愿意协助来访者一起探索及化解问题的态度，而来访者又是带着困扰已久的问题前来咨询，因此，心理咨询一开始就奠定了双方友好合作的基础。

1.2.8 动力棋疗法具有心理教育的功能

在运用动力棋疗法的咨询过程中，为了实现问题解决，提高咨询效率，动力棋咨询师需要在恰当的时机对来访者进行指导，比如引导来访者认识自己的心理类型、发挥心理功能、认识情绪对自己的影响、减少对问题的偏见、增强解决问题的信心、思考更多解决问题的方法等。

在临床操作中，动力棋疗法的一个显著特点是动力棋咨询师需要与来访者分享个案概念化进程，让来访者更好地理解他们所处的状况。也就是说，通过分享个案概念化的形式来引导来访者客观、系统及准确地认识自己。所以，动力棋疗法是一种积极主动、形式灵活多样的心理疗法。

1.2.9 动力棋疗法重视仪式化的功能

在心灵结构中，自我位于意识的中心，它与问题解决直接相关；自性是集体无意识中的一个核心原型，它作为心灵的统领者、协调者，是心灵的原动力，决定着整个人格的成熟水平及心理健康程度。因此，动力棋疗法非常强调通过激发来访者的自性动力来增强自我功能，从而达到解决问题的目的。

相对于自我，自性具有神圣性和仪式感。因此，在咨询中，动力棋疗法会通过一些仪式化的阵法和技术来激发自性动力，并让来访者深切地体验到自性的功能，比如激发自性保护动力的降魔阵法、提升自性超越动力的羽化阵法等。可以说，仪式是动力棋疗法显著的特点，它与理性的问题解决过程相辅相成。

1.2.10 动力棋疗法契合中华文化，更能解决中国人的心理困扰

我们认为，人类的心理存在普遍性也存在文化差异性。从普遍性来看，动力棋疗法的个案概念化正是基于人类心理的普遍性，比如自我—情结—自性轴的心理结构理论、自性动力的保护—分化—凝聚—整合—指引—超越—开悟。从差异性来看，我们相信人类的心理存在着文化差异。为了让来访者更好地表达内心世界，心理咨询与治疗的技术必须与本土文化相契合。动力棋疗法本身就采用了中国传统的艺术形式，而且很多阵法及技术深具中华文化特色，如羽化阵法、天门阵法、蟠桃会阵法、抓周技术等。

我们相信，相对于那些全盘接受西方心理治疗观的心理技术，契合中华文化的动力棋疗法更能帮助中国人。

1.3 成为动力棋咨询师

与其他心理疗法相比，动力棋疗法的咨询过程及各种阵法、技术高度结构化。对于初学者而言，这意味着动力棋疗法比较容易掌握。动力棋咨询师可以按照这本操作手册中的流程、阵法及技术来帮助来访者解决问题。

虽然动力棋疗法具有容易上手的特点，但这并不意味着动力棋疗法非常简单。要成为一名优秀的动力棋咨询师，其实并不容易。因为优秀的动力棋咨询师需要进行精准的个案概念化，熟悉各种阵法及技术，并且有良好的面谈技能等。一般来讲，成为动力棋咨询师需要经过以下几个过程：

第一，熟悉动力棋的硬件，理解动力棋棋子的名称及意义。先记住棋子的名称，学会按照序号进行排列；然后理解排列的意义并深入地理解这些棋子的心理分析意义。如果想增强这一块的基础，对此感兴趣的读者可以阅读《儿童曼陀罗绘画分析：理论与实践》，在本书中，只对动力棋的理论基础进行系统介绍。

第二，熟悉动力棋的各种阵法及技术。首先，动力棋咨询师自己要体验各种阵法及技术；接着试着去理解这些技术所针对的心理困扰及使用条件；然后尝试着将几个技术连起来去化解一个问题。如有可能，动力棋咨

询师需要保留自己体验棋局的照片及记录，这是进行自我分析非常宝贵的资料。

第三，把体验过的技术运用到来访者身上。动力棋咨询师要熟悉动力棋咨询的步骤。刚开始时，最好是严格按照流程来操作，熟悉步骤后才能够灵活变通。

第四，提高个案概念化的能力。动力棋咨询师需要重视并掌握关于动力棋的心理结构观、心理发展观、心理病理观、心理治疗观等理论。在分析来访者的问题时，不断提高自己对来访者的理解深度。这个顺序基本是从把握问题的实质、自我与问题的关系、情结与自我的关系、自我与自性的关系到现实问题—自我—情结—自性的系统分析。个案概念化的深入程度及准确程度决定着动力棋咨询师水平的高低。因为，只有准确的个案概念化，才能使用好相应的阵法及技术，从而快速有效地协助来访者解决其问题。

第五，提高面谈的能力。随着动力棋咨询师经验的积累及理论水平的提高，面谈的能力越来越重要。即使个案概念化水平很高，没有很好的共情能力和问答技术，动力棋咨询师也难以把自己的理解传递给来访者并影响他们。所以，动力棋咨询师不能仅仅依靠动力棋的功效，还要重视自己的内在修养。

第六，与其他技术相互融合，形成自己的风格。动力棋疗法的理论是心理分析的理论，其中自我—情结—自性轴的结构分别对应着意识、个体无意识及集体无意识，它几乎涵盖了人类心理世界的所有层面及内容。因此，动力棋疗法是一种综合疗法，它融合了心理学上的各种理念和方法。动力棋咨询师可以根据自己的取向、知识体系、受训经历等，针对不同的来访者，灵活地使用动力棋疗法。

1.4　本书的阅读

如果读者对动力棋疗法或心理学好奇，但没有相关的培训经历和心理学的专业学习，我们建议最好先阅读本书第14章关于动力棋的案例。通过阅读案例，可以获得对动力棋疗法感性的认识。在本书中，我们选择了心理咨询中常见的问题，比如人际关系、夫妻关系及情绪障碍等。通过案例中主人公化解问题的方式，可以对解决自身的问题有所启发。当然，阅读案例，也会收获运用动力棋进行心理咨询的知识。

如果是有一定基础的咨询师，并考虑把动力棋疗法作为自己的咨询技术之一，那么不妨先了解动力棋的操作过程及动力棋的各种阵法和技术。其中，动力棋高度结构化的操作过程可以帮助咨询师在临床中快速地发现问题并解决问题；而基于自我—情结—自性轴的各种阵法和技术又有助于从不同层面来化解来访者的困扰。

如果想成为动力棋咨询师，那么建议先从理论开始，按照书中的步骤一步一步深入。当然，要成为动力棋咨询师，最好身边有一套动力棋，这样才能够更好地把所学的理论和技术实实在在地操作一番。

1 曼陀罗心灵动力棋疗法概述

2 曼陀罗心灵动力棋疗法个案概念化

动力棋疗法以问题解决为取向,而问题解决是一个复杂的心理过程,它不仅涉及现实层面的问题,还牵涉来访者的整个心理世界。对来访者的心理世界进行理论分析及建构的过程即个案概念化的过程,它是动力棋疗法非常重要的理论基础。本章重点介绍如何运用动力棋疗法进行个案概念化。

2.1 动力棋疗法个案概念化的含义

在来访者呈现问题时,动力棋咨询师必然要对来访者的问题及心理进行分析与评估。动力棋疗法需要动力棋咨询师分析什么内容呢?表 2-1 总结了动力棋咨询师在运用动力棋疗法协助来访者进行问题解决过程中需要评估的问题。动力棋咨询师用一套逻辑体系严密的理论及相关的专业术语回答这些问题,从而对来访者的内心世界进行理论解释的过程称之为个案概念化。

表 2-1　动力棋咨询师对来访者的评估

需要评估的问题	对应的个案概念化
来访者遇到的问题是什么?这与他的内心世界有什么关系?	心理结构观
推动人们解决问题的动力是什么呢?问题解决的心理过程如何?	心理发展观
来访者为什么解决不了该问题?他对问题的理解与判断是否客观准确?如果存有幻想成分,为什么会有这些幻想?这与他的成长经历是否相关?	心理病理观
来访者有能力去解决该问题吗?动力棋咨询需要达成什么目标?最需要增强来访者哪一部分的心理机能来协助他解决问题?	心理治疗观

需要评估的问题	对应的个案概念化
动力棋疗法的技术有哪些呢？如何选择合适的技术来协助来访者解决问题？ 如果解决不了现实问题，来访者的承受力如何？他能否调节好自己的情绪？如何帮助他？	技术与方法

运用动力棋疗法对来访者进行个案概念化包括了解来访者的心理结构观、心理发展观、心理病理观、心理治疗观。自我—情结—自性轴模型为心理结构观的内容；自性发展动力为心理发展观的内容；自性动力受阻导致情结形成，从而影响自我的适应功能为心理病理观的内容；发挥自性动力，提高自我功能则为心理治疗观的内容。其中，心理结构观是动力棋疗法最为重要的理论基础，它解释了人类心理的成分及排列次序，讲述了人类心理的意识、个体无意识及集体无意识三个层面的重要内容，即自我、情结及自性；而心理发展观则以自性动力作为心理发展的原动力，自性为了适应内外环境依次发挥保护—分化—凝聚—整合—指引—超越—开悟的作用；心理病理观则解释自性动力在发展过程中因为受到阻碍，形成情结从而影响自我对现实的适应；而心理治疗观则是基于心理病理观，解释了动力棋疗法的过程及目标；而技术与方法则是在临床中，动力棋咨询师为了实现治疗目标所使用的具体方法。

可以说，任何一种成熟的心理疗法都有它独特的个案概念化过程。不过，动力棋疗法个案概念化是一个非常完整且严谨的理论体系，具有逻辑性强、结构完整、适用范围广的特点。

2.2　心理结构观

2.2.1　主轴：自我—情结—自性轴

自我—情结—自性轴模型是动力棋疗法关于来访者心理世界的解释模型。它是对来访者进行个案概念化的基础，也是运用各种阵法及技术的主要依据。

在自我—情结—自性轴模型中，自我处于意识层面，它是意识的中心，遵从现实原则并适应内外环境，是由自我力量、心理类型及自我功能三个部分所构成的心理结构。此外，由于人格面具是自我与外界沟通的直接的心理结构，我们也把人格面具归于自我。自我力量强大与否直接影响问题解决。

情结是个体无意识的主要内容，它是由于原型动力未被满足所形成的心理创伤。从结构上看，情结包括了躯体反应、心理防御、意象画面、消极情绪、偏差认知及原型动力。可以说，情结是引起心理症状的直接原因，也是阻碍问题解决的重要因素。

自性是整个心灵系统的核心，是心灵系统的组织者与协调者，它有着适应内外环境的本能。从结构上看，自性由自性动力、自性意象及自性情感构成。自性动力发展的阶段越高则自我越强大，在遇到问题时，越能够有效地化解各种困难。

在动力棋咨询过程中，动力棋咨询师需要通过分析来访者的自我、情结及自性状况，然后选择各种阵法及技术。由于对来访者心理结构的评估是动力棋咨询中非常核心的内容，因此我们把它们单独列在第4至第6章。如果读者不熟悉心理分析的概念，可以先阅读后面的内容再来阅读下面的部分。如果对心理分析比较熟悉，可以先阅读本章以获得整体认识。

2.2.2　旁支：其他原型

自我—情结—自性轴是个体心灵的中轴线，除了这条中轴线，个体的内心世界还有其他的原型。这些原型也会影响问题解决。根据心理完整性及补偿机制，我们把这些原型分为四个维度：依恋维度、社会维度、异性维度及发展维度。

依恋维度：大父神与大母神。它们分别代表对父亲和母亲的认知及情感。在个体的婴儿期，它们会推动婴儿本能地依恋父母；而当个体成为父母时，它们又能够自动激发个体为人父母的本能。

社会维度：人格面具与阴影。人作为社会性动物必须与社会的其他人接触。在长期的生物进化中，为了种族的延续，人类就必须遵从一定的社会规范和社会伦理道德。为了适应社会，在亲社会动机的推动下，自我所呈现给外界的理想特质就是人格面具。人格面具常常是为获得奖励或回避惩罚而形成。对自我而言，人格面具十分必要，它能够让自我有效地适应社会并从中获益。阴影作为人类动物性的本能，它常常是一个人活力的源泉。当一个人过分压抑阴影，他的生活会变得死气沉沉，毫无活力。

异性维度：阿尼玛与阿尼姆斯。对男性而言，阿尼玛是心灵深处各种女性情感的混合体，比如模糊不清的情感、预感、非理性及美貌追求等。与"男子汉大丈夫"的人格面具相冲突，那些缺乏自信、爱慕虚荣、孤独无助的阿尼玛特质经常备受压抑。阿尼姆斯是女性心里的男性意象，当一个女性表现得理性十足、喜欢辩论则可能是阿尼姆斯的问题。

发展维度：永恒少年与老巫。永恒少年代表个体拒绝成长和逃避责任的心理动力，它隐藏着新颖性、成长潜力并对未来充满希望。老巫是在经历漫长的艰苦奋斗后，逐渐建立的理性、控制力及秩序的原型。老巫的积极面是能够利用丰富的人生经验给予自我指导和教育并要求自我必须务实和脚踏实地；它的消极面是停滞和僵化、爱嘲讽，它会限制自我接受新的变化和经验。

这些原型是心理体系的整体组成部分，它们在某些具体的问题上如婚姻问题、恋爱问题及亲子关系问题等方面，会对问题解决有着深刻的影响，具体见表2-2。

表2-2　其他原型与问题解决的关系

阶段	动力	意象	情绪	对问题解决的影响
大父（母）神	推动自我与父亲、母亲形成安全依恋关系	父母、神灵、权威	信任、安全、亲密；怀疑、敌对	影响与父母的关系
人格面具	亲和动力的推动下，个体社会化	面具、各种角色、演员	热爱、厌恶	角色不清；角色冲突
阴影	各种为社会或道德所不允许的本能冲动	妖魔、罪人、敌人、怪兽	厌恶、内疚、自责	逃避问题；忽视自身缺点；夸大对方问题

阶段	动力	意象	情绪	对问题解决的影响
阿尼玛、阿尼姆斯	在性、繁殖及审美需要推动下，个体与异性融合的需要	梦中情人	亲密；幸福；悲伤；喜悦	优柔寡断；刚愎自用
永恒少年	保护本能作用下，逃避责任，害怕成长	小孩；软弱无力者	恐惧；焦虑	逃避问题；夸大问题难度；拒绝担当
老巫	为维持荣誉，拒绝尝试新的可能性	老人；顽固者	保守	害怕尝试；固守己见；缺乏应变力

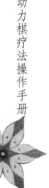

2.3 心理发展观

动力棋疗法心理发展观包括两个部分：一部分是心灵发展的原动力即自性，它决定着整个心理系统的成熟水平；另一部分是问题解决的心理演变过程，它影响着具体问题的解决。

2.3.1 宏观的心理发展

自性是心灵的统帅及调控者，而自性动力是心灵的原动力。人类心理发展的本质是自性，即为了让自我能够更好地平衡与适应内外环境而发动其螺旋式上升动力，即保护—分化—凝聚—整合—指引—超越—开悟。

在正常的情况下，自我在自性动力的推动下完成各种任务，自我效能感较高，许多问题都可以得到有效的解决。然而在环境不良的情况下，自性动力的发挥易受到阻碍并产生情结。情结的存在导致自我适应环境的不良，从而影响了问题解决。

在动力棋咨询过程中，个案概念化的重要内容之一就是分析、评估来访者的自性特点，在此基础上选择适合该阶段的阵法及技术。在实际操作中，动力棋咨询师要注意区分来访者的自性阶段、自性功能与自性水平的不同。所谓自性阶段是指来访者在某个时期内自性以某种发展动力为主导；自性功能是指处于某个自性阶段的个体，自性原型为了协助自我适应某个具体情境而发挥其保护、分化、凝聚、整合、指引、超越或开悟的不同功能；自性水平是指同一自性阶段的不同个体所处的不同水平。

根据定义，自性阶段、自性功能及自性水平的关系是：第一，自性阶段是螺旋式发展的，因此相同阶段的个体，有着水平的差异；第二，相同自性阶段及水平的个体，在不同情境中，自性可能发挥着不同功能，也就是说自性功能的发挥具有较强的情境性；第三，因为自性功能在自性阶段、自性水平的基础上发挥作用，所以自性功能的质量深受自性阶段、自性水平的影响。

在运用动力棋疗法的过程中，动力棋咨询师先要评估来访者处于哪个自性阶段，再分析他所遇到的问题需要发挥哪种自性功能。从问题解决的角度看，动力棋咨询师需要通过选择适合来访者自性功能的阵法及技术来帮助来访者解决实际问题；从人格成长的角度看，动力棋咨询师应着重来访者自性阶段的提升。值得一提的是，当来访者的现实问题得到有效解决，他们的自性动力也会得以发展并相应提高自性阶段。

以下是关于自性的个案概念化案例：

来访者为女性，23岁，大学三年级。她来求助的问题：遇到了喜欢的男孩子，但不知道是否要尝试建立关系。虽然男孩子有意无意地向她表达过好感，但来访者总觉得自己不够优秀也不温柔，配不上他。同时，她也认为即使对方喜欢自己，对她的感情也可能不会长久。她不知道怎么办，非常苦恼，故前来求助。

咨询师在与她的谈话中，发现来访者不够自信，遇到问题总会莫名奇妙地紧张、焦虑并希望逃避问题。

自性阶段：遇到问题总是紧张、焦虑，缺乏内在积极的支持力量，夸大来自外界的威胁，这是由于自性保护动力受阻，自性处于保护阶段。

自性水平：大学生，23岁，相对而言，自性保护水平比较低。

自性功能：该问题的本质是受到较低水平的自性阶段的影响，来访者不清楚追求者的真实心理，也不明确自身特点，从而无法处理与追求者的关系。所以，该问题的解决需要发挥来访者自性的分化及整合功能，让来访者能够细致地分析追求者的心理以及各种可能性和结果（分化），从中选择最为现实的决定，从而化解是否愿意恋爱的矛盾（整合）。

2.3.2 微观的心理发展

个体遇到问题后如何解决，即在问题解决过程中自我层面具体的心理过程如何。关于问题解决的心理过程，心理学家已经做了大量的研究及实验，其中桑代克试误说、格式塔顿悟说、邓克尔问题解决模式及杜威问题解决五步骤模式最有影响力。它们与动力棋疗法的咨询过程密切相关。

（1）桑代克试误说与格式塔顿悟说。行为主义心理学家桑代克通过迷笼实验，认为问题解决是一种渐进的尝试错误的过程。通过尝试各种方法，最终形成正确策略。格式塔心理学家科勒通过对人猿的研究，提出了问题解决的顿悟说，认为问题解决是重新组织或重新构建有关事物的形式，以突然发生顿悟的方式实现。

（2）邓克尔问题解决模式。德国心理学家邓克尔认为问题解决过程包括一般范围、功能性解决和特定性解决三个阶段，具体见表2-3。

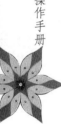

表2-3　邓克尔问题解决模式

阶段	具体内容
一般范围阶段	思考并提出解决问题的可能途径
功能性解决阶段	更深入具体地思考，提出实现这一途径的各种可行的方案
特定性解决阶段	进一步探索实现某一功能性解决方案的具体方法。如果方法被证明是正确的，则解决问题的过程结束，否则还需要返回到前面的阶段，如此循环直到问题解决

（3）杜威问题解决五步骤模式。相对于邓克尔问题解决模式，心理学家、教育学家杜威提出更为细致的问题解决五步骤模式，具体见表2-4。

表2-4　杜威问题解决五步骤模式

过程	具体内容
感受问题	意识到面临的问题，进行初步的怀疑、推测，产生一种认知的困惑感

过程	具体内容
确定和界定问题	从问题情境中识别出问题，考虑它和其他问题之间的各种关系，明确问题解决的已知条件、要达到的目标以及要填补的问题空间
形成假设	在分析问题空间的基础上，使问题情境中的命题与认知结构联系起来，激活有关的背景观念和先前获得的解决问题的方法，从而提出各种解决问题的可行方案
检验假设	对解决问题的各种假设进行经验的或实际的检验，推断这些方法可能出现的结果，并对问题作明确的阐述
选择最佳方案	找出经检验证明为解决某一问题的最佳途径和方法，并把这一成功的经验组合到认知结构中，以解决同类的或新的问题

　　总的来说，在问题解决过程中，问题解决者可能采用桑代克试误法或格式塔顿悟法来选择各种问题解决策略以缩小已知条件与目标之间的差距。如果问题解决者能够清晰地界定问题、明确目标，选出最佳方案，问题便能解决，否则，问题便难以解决。可以说，动力棋疗法的具体咨询步骤就是依据人们问题解决过程的心理规律来设计的。

2.4　心理病理观

　　解决遇到的各种问题而达成对内外环境的适应，是自我在自性动力的推动下必须完成的任务。它需要个体发挥自我力量，调动各种心理功能，运用各种心理防御机制及自我调节策略来实现目标。从病理的角度看，自我之所以无法适应内外环境并解决所面临的问题，原因有两个：第一，问题情境过于复杂，明显地超出来访者的自我功能；第二，受到内部因素的干扰，来访者对问题的分析与判断失误，或者内部的各种心理功能无法正常发挥。

　　那么，问题的实质是什么呢？无论是问题过于困难，还是受到内部干扰，它们的实质都是自我力量薄弱，无力去化解外在刺激的影响或者调动内在资源去应对。进一步分析，造成自我力量薄弱的原因又是什么呢？显然，是消极的环境阻碍了个体自性动力的表达，它造成了心理创伤并形成情结。比如说，情结中强烈的情绪损害了注意的指向、维持以及扭曲了对现实的判断，扰乱了心理功能发展的顺序，最终导致适应现实困难，即学习和人际的破坏。

读者可以通过下面这一幅图从总体上来把握动力棋疗法的心理病理观。

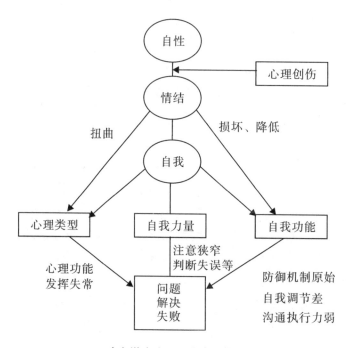

动力棋疗法心理病理观模型

2.5 心理治疗观

对内外环境适应不良、问题难以解决的根本原因是自我力量薄弱，而动力棋疗法的任务就是要通过增强自我力量来实现问题解决及适应环境的目标。

那么，在动力棋咨询中，如何才能增强自我力量呢？自我力量源于自性动力，且受到情结的影响，因此提高自我力量有三个途径：增强自我力量、化解情结及激发自性动力。

临床咨询中，不同个体的自我、情结及自性的特点千差万别，他们遇到的问题也不尽相同。因此，动力棋咨询师需要在非常详细地分析与评估来访者问题的基础上，有针对性地制订咨询方案（详见第 4 至第 6 章）。

基于自我—情结—自性轴，不同的来访者需要完成的目标不一样，那么如何来实现这些目标呢？这就涉及动力棋的各种阵法及技术。

2.5.1 基于问题解决的咨询流程

动力棋咨询的操作步骤是基于人们问题解决过程的心理规律而设计的，它分为初始咨询及后续咨询。初始咨询有六个步骤：询问问题，理解期待；聚焦问题，明确影响；呈现棋局，自我探索；调整棋局，激发自性；感悟棋局，理清思路；落脚现实，解决问题。后续咨询有五个步骤：询问进展，获取信息；回顾作业，检验效果；根据需要，排列议题；工作议题，深入探索；布置作业，强化效果。

对于来访者而言，这些结构化的步骤能够帮助他们明确初始状态与目标状态，找到实现目标状态的方法，认识问题的本质，确定最优的策略，减少盲目的尝试错误。而对于动力棋咨询师来说，这些结构化的步骤能够帮助他们进行个案概念化，让其更好地帮助来访者。

2.5.2 基于心理治疗观的方法

众所周知，心理咨询的方法与技术是为了达成心理咨询目标的具体操作方式，它们是为心理咨询的目的服务的。动力棋疗法总的目的与思路是通过增强自我力量、化解情结及激发自性动力来增强来访者的自我功能，从而协助来访者解决问题。因此，动力棋疗法的具体咨询方法也对应地分为自我增强、情绪表达及激发自性动力三个部分。

总的来说，动力棋疗法用象征的方式呈现来访者的心灵困扰，通过阵法排列来激发自性动力，通过领悟及催化来增强来访者的自我功能，从而明白问题所在并解决各种困扰。在使用动力棋的过程中，棋局的调整意味着来访者思维与视野的转变，而动力棋的催化技术可以增强来访者解决问题的能力，从而提高其现实适应能力。

3 曼陀罗心灵动力棋疗法的基本配置

动力棋疗法的配置由外箱、棋盘（曼陀罗盘）、棋子及盛放盘四部分有机组成，其中棋盘与棋子是动力棋疗法的主要配置。动力棋疗法的配置是实现动力棋咨询目标的重要组成部分，也是动力棋疗法各种技术的载体。本章主要介绍动力棋的基本配置、在咨询室中如何摆放动力棋等。

3.1 棋盘及内涵

动力棋的棋盘被称为曼陀罗棋盘（本书简称曼陀罗盘或者棋盘）。棋盘外形为正方形，象征大地，给人以稳重踏实的感觉。正方形的棋盘上面刻着 2 个金黄色的同心圆。棋盘以方中带圆的图形呈现，与自性动力的典型象征——曼陀罗吻合，因此被称为曼陀罗棋盘。将棋盘设计为 2 层 13 格的曼陀罗结构，就是为了让来访者在摆放动力棋的过程中不知不觉地激发自性动力，从而增强自我力量。因此，以曼陀罗形式所呈现的棋盘是动力棋咨询师使用各种阵法及技术的基础。

具体而言，2 个圆圈把棋盘分为里外 2 层。大圆圈内刻有 13 个盛放棋子的下凹圆圈，13 个小圆的序号分别为外 1、外 2、外 3、外 4、外 5、外 6、外 7 及外 8；内圈为内 1、内 2、内 3 及内 4；最里边是棋盘中心。见图 3 − 1。

这样的棋盘排列具有怎样的特殊意义及功能呢？可以说，该结构不仅是对河图洛书、胎藏界曼陀罗等的传承，而且还与自性动力的七个阶段密切相关。我们先来看看该结构与自性动力之间有什么关系，见表 3 − 1。

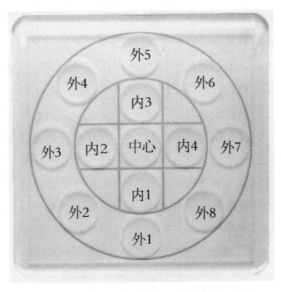

图 3 - 1　曼陀罗盘序号分布图

表 3 - 1　曼陀罗盘与自性动力的关系

自性动力	曼陀罗盘
保护	外圈 8 格及内圈 4 格，它们层层地环绕着中心。如同护城河与护城墙，它们可以清晰地表达威胁源及内在应对威胁的力量
分化	由内向外，由 1 格变为 4 格，再由 4 格变为 8 格，可以激发来访者的发散思维，激发来访者寻找到更多问题解决的方法
凝聚	由外向内，从 8 格变成 4 格，再形成一个中心，可以提高辐合思维并形成中心。中心表示真正的自我及生命的意义
整合	外 1 对外 5，外 3 对外 7；内 1 对内 3，内 2 对内 4 等，它们象征着穿过中心的对立两极。在棋盘中呈现对立面，有助于激发来访者的辩证思维，从而增强化解矛盾的能力
指引	由外至内，由表及里，从外 1 到中心，从目前状态到目标状态，帮助来访者明确真正的中心及实现目标的途径
超越	从内向外，由中心到外 1，由目标到现状，打破思维定式，不断缩小目标与现实的差距，让不可能成为可能
开悟	在经历各种动力阶段后，让来访者去除各种认同并清空棋盘，从而体悟到空有不二的自在境界

在动力棋的个案概念化中，自性是心灵最为重要的原型。自性动力是否得以顺畅发挥深刻地影响个体的心理健康及问题解决。如何激发及增强自性动力？可以说，运用曼陀罗图形进行探索是非常有效的方式。中国古代的智者们也充分利用曼陀罗这一结构来启迪智慧，领悟天地万物规律，解开各种难题，甚至明心见性。

曼陀罗盘的设计不仅有来自心理分析的理论，更是传承了前人的智慧精华。它以中国传统文化中"琴棋书画"之一的棋艺形式出现，一方面契合中国人的心理，另一方面可以有效地降低来访者的阻抗。

从材料来看，曼陀罗盘采用透明的材质，给人一种晶莹剔透的感觉。水晶是自性动力的重要意象，它暗示着自性独立于情结且不受情结中强烈的消极情感的影响。因此，晶莹剔透的曼陀罗盘不仅可以净化情结的影响，还可以激发并增强来访者自性的凝聚及开悟动力。

从颜色来看，曼陀罗盘的圆圈为金黄色。曼陀罗的原型为日轮，而太阳是地球一切生命的根本。金黄色不仅让人感到温暖，还让人产生仪式感和神圣感。因此，曼陀罗盘的仪式感及神圣感与动力棋咨询注重问题解决的理性感相互平衡，有助于激发来访者自性的整合与超越动力。这是动力棋疗法帮助来访者解决问题的重要机理。

3.2 棋子与盛放盘

动力棋棋子是动力棋咨询中非常重要的配件。棋子的直径为 4 厘米，厚度为 7 毫米。棋子共 144 个，其中 140 个印有图案，4 个没有图案。与一般的棋子不同，作为专业心理治疗的工具，动力棋棋子具有如下特点：

（1）专业性。棋子的图案是根据自我—情结—自性轴的心理结构精心设计而成。每个图案由画面及编号组成，画面又包括人物、植物、动物、景物、宗教、场景等。

（2）意义明确。相对于罗夏墨迹测验和主题统觉测验，棋子的图案简单，所要传递的意义也非常明确。因此看到棋子图案后，来访者一般都能快速理解棋子所要表达的意义。

（3）适应性强。棋子的设计源于自我—情结—自性轴的结构，基本可以涵盖各种心理特性，适用范围广。在咨询中，它们可以被不同的来访者用来表达他们的心理状态。

（4）简洁而易引发投射。虽然棋子图案有较明确的意义，但由于它们比较简洁且适用范围广，因此不同的来访者会在此基础上进行投射。在实际操作中，动力棋咨询师必须充分考虑来访者赋予棋子的意义及背后的投射。

盛放动力棋棋子的配置称为盛放盘。盛放盘有 4 个，分别为 A、B、C、D 四个盘，每个盘可以盛放 36 个棋子：A 盘盛放 A1～A36，B 盘盛放 B1～B36，C 盘盛放 C1～C36，D 盘盛放 D1～D32 及 4 个空白棋。

从总体上看，盛放盘棋子是按照自我—情结—自性轴的心理结构来排列的，具体见表 3-2。

表 3-2　动力棋棋子排列结构

A 盘	B 盘	C 盘	D 盘
自我认同	自我概念/成长	情结来源	自性动力受阻
心理类型	人格面具、社会支持	阴影来源	自性意象
防御机制	异性特质	积极/消极情绪	自性情感

3.2.1　动力棋 A 盘及棋子

A 盘（又称为自我认同盘）主要与自我认同相关。A1～A16 与自我认同相关，按照 12 生肖和其他 4 种动物的顺序来排列；A17～A24 与心理类型的八大功能相关，按照感觉（S）、直觉（N）、思维（T）、情感（F）的顺序排列；A25～A36 与心理防御机制相关，按低级、适应性较弱到高级、成熟的规律排列。

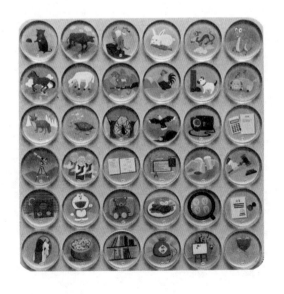

图 3-2　动力棋 A 盘及棋子

表3-3　动力棋A盘棋子的名称及意义

编号	名称	结构特质	意义
A1	鼠	自我认同	讨厌；肮脏；小人；阴影
A2	牛	自我认同	开拓；勤劳；辛苦；诚实可靠
A3	虎	自我认同	权威；野心；威胁；自我概念积极
A4	兔	自我认同	胆小；柔弱；女性；自我力量较弱
A5	龙	自我认同	权威；王者；自我力量强大
A6	蛇	自我认同	威胁；诱惑；神秘主义
A7	马	自我认同	忠诚；积极进取
A8	羊	自我认同	柔弱；迷茫；单纯；臣服
A9	猴	自我认同	灵活；机智；小聪明
A10	鸡	自我认同	攻击性；母性；性
A11	狗	自我认同	忠诚；务实；讨好；服从
A12	猪	自我认同	享乐；愚蠢；贪婪
A13	狐狸	自我认同	灵性、智慧；第三者"狐狸精"
A14	乌龟	自我认同	饱经沧桑后的智慧；自卑退缩；自我保护
A15	蜘蛛	自我认同	邪恶、控制的消极母亲情结；消极自我认同
A16	雄鹰	自我认同	敏锐的洞察力；心灵自由；积极自我概念
A17	奢侈品	ES	偏好外部细节；现实具体；寻求当下刺激
A18	计数器	IS	偏好记忆细节，对数字敏感
A19	望远镜	EN	偏好把握外部事物的整体框架及发展趋势
A20	灵修	IN	偏好神秘及神圣的非现实事物；创造力高
A21	流程图	ET	偏好外部事物的逻辑结构及发展流程
A22	编程	IT	偏好事物的本质规律，喜欢逻辑分析
A23	碰杯	EF	遵从权威的价值观；注重人际和谐
A24	法锤	IF	坚持自身的价值判断
A25	手铐	自责	超我比较严格；内疚、后悔及自责比较强烈
A26	哆啦A梦	全能幻想	全能幻想；美好童年的回忆
A27	泰迪熊	退行	退行的心理防御；礼物；亲密关系
A28	美食	退行	口欲期；退行；放松；未满足的需要
A29	读心术	心智化	理解他人；心智化水平较高；分化动力顺畅

编号	名称	结构特质	意义
A30	印章	权利	追求权利；自卑超越；认同权威
A31	镜子	反思	自我反省；需要镜映
A32	金钱	现实	追求物质；社会化；金钱情结
A33	书	理智	合理化、抑制；精神追求；理想
A34	锦囊	求助	积极的应对方式；自我功能强
A35	娱乐	升华	娱乐；积极的应对方式；自我功能强
A36	红心	利他	热情、真诚；心灵世界

3.2.2 动力棋 B 盘及棋子

B 盘（又称自我成长盘）主要与自我成长相关。B1～B6 与物质化的自我概念相关；B7～B18 与自我成长相关，按照成长的年龄和阶段排列；B19～B22 与人格面具相关；B23～B27 与社会支持相关，按照朋友、恋人、家庭的顺序排列；B28～B36 与阿尼姆斯、阿尼玛的发展阶段相关，按照从低级阶段向高级阶段发展的顺序排列。

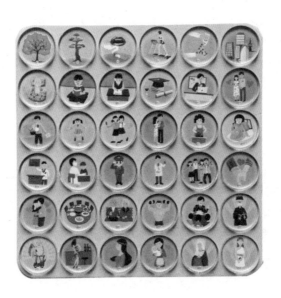

图 3－3　动力棋 B 盘及棋子

表 3-4　动力棋 B 盘棋子的名称及意义

编号	名称	结构特质	意义
B1	果树	自我概念	对目前状态的满意；对未来的憧憬
B2	大树小草	自我概念	依恋；对比关系；成长过程
B3	香烟	自我概念	不健康的生活方式；消极的自我认同
B4	跑步	自我概念	健康的生活方式；积极的自我认同；运动；追求
B5	药片	自我概念	治疗的愿望；暗示某种情结；死亡焦虑
B6	大厦	自我概念	居住的空间；理想的状态；物质追求；抱负
B7	婴儿	自我成长	婴儿期；自我脆弱；孩子；需要保护
B8	读书	自我成长	童年期；童年记忆
B9	考试	自我成长	青年期；青年；考试；压力；工作
B10	学士帽	自我成长	大学期；青年；学业；梦想；成就
B11	工作男	自我成长	中年期；工作；压力；思考；专注
B12	呵护	自我成长	中年期；婚姻；婚姻关系
B13	责任	自我成长	中年期；父亲；工作；压力
B14	跳绳	自我成长	童年期；童年记忆
B15	中学女	自我成长	青春期；青年；友谊；姐妹
B16	温柔	自我成长	中年期；温馨；恋爱；婚姻；理想
B17	主妇	自我成长	中年期；妈妈；家庭主妇
B18	生育	自我成长	中年期；生育；疼痛
B19	教师	人格面具	职业认同；超我；理想他人
B20	医生	人格面具	职业认同；超我；理想他人
B21	警察	人格面具	职业认同；超我；理想他人
B22	科学家	人格面具	职业认同；超我；理想他人
B23	友谊	社会支持	友谊；娱乐
B24	恋爱	社会支持	爱恋；初恋；结婚
B25	亲热	社会支持	爱恋；亲密关系；激情
B26	饭桌	社会支持	家庭；温馨；积极支持
B27	爷爷奶奶	社会支持	老年的自我；爷爷奶奶；家庭
B28	力量	阿尼姆斯	第一阶段；力量；健身；健康；运动

编号	名称	结构特质	意 义
B29	成就	阿尼姆斯	第二阶段；社会成就；能力；才华
B30	神父	阿尼姆斯	第三阶段；神圣性；宗教；灵性；生命意义
B31	弥勒	阿尼姆斯	第四阶段；幽默；变化；充满智慧
B32	性感	阿尼玛	第一阶段；性感；挑逗；本能
B33	美女	阿尼玛	第二阶段；美貌；恬静；温柔
B34	母性	阿尼玛	第三阶段；母性；关怀；母爱
B35	圣母	阿尼玛	第三阶段；母性；慈爱；神圣
B36	女神	阿尼玛	第四阶段；智慧；神圣

3.2.3 动力棋 C 盘及棋子

C 盘（又称情结阴影盘）与情结阴影相关。C1～C17 与情结来源相关，基本上按照情结产生的年龄阶段来排列；C18～C28 与阴影来源相关；C29～C36 与情结产生的积极情绪或消极情绪相关。

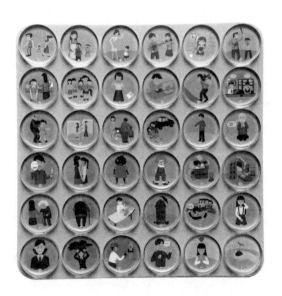

图 3－4　动力棋 C 盘及棋子

表 3-5　动力棋 C 盘棋子的名称及意义

编号	名称	结构特质	意义
C1	离异	情结来源	夫妻离异；关系破裂；相互攻击
C2	偏心	情结来源	亲子关系；重男轻女；委屈愤恨
C3	体罚	情结来源	亲子关系；体罚；恐惧害怕
C4	吵架	情结来源	吵架；家庭暴力；紧张；敌对
C5	孤独	情结来源	遗弃；委屈；恐惧
C6	欺负	情结来源	恐惧；愤怒；
C7	批评	情结来源	当众批评；嘲笑；悲伤
C8	孤立	情结来源	被孤立；孤独；悲伤
C9	考试失败	情结来源	校园事件；考试失败；难过
C10	成瘾	情结来源	网络成瘾；内疚自责；焦虑无助
C11	压力	情结来源	生活应激；中年危机；压力；焦虑
C12	关系紧张	情结来源	工作环境；竞争；关系紧张；对立
C13	强奸	情结来源	应激创伤；性侵犯；恐惧；愤怒；无助
C14	分手	情结来源	应激创伤；分手；伤心；无奈
C15	泼妇	情结来源	应激创伤；暴怒；恐惧；无助
C16	车祸	情结来源	应激创伤；车祸；死亡；恐惧
C17	指责	情结来源	应激创伤；自责；焦虑；恐惧
C18	讨好	阴影来源	讨好；厌恶
C19	虚伪	阴影来源	虚伪；厌恶
C20	同性恋	阴影来源	同性恋；厌恶；回避
C21	丑女	阴影来源	丑陋；厌恶；回避；阴影的重要来源
C22	小丑	阴影来源	丑陋；滑稽；幽默；厌恶；喜欢
C23	肮脏	阴影来源	肮脏；厌恶；回避
C24	灾难	阴影来源	灾难；厌恶；恐慌；悲伤；回避
C25	贫穷	阴影来源	贫穷；厌恶；自卑；无奈；回避
C26	年老	阴影来源	年老；厌恶；无奈；焦虑；回避
C27	重病	阴影来源	重病；厌恶；无奈；恐惧；回避
C28	坟墓	阴影来源	坟墓；恐惧；焦虑；无奈；回避
C29	无助	消极情绪	掉入水中；恐慌；无助

（续上表）

编号	名称	结构特质	意义
C30	自责	消极情绪	失败的经验；自责内疚；渴望宽恕
C31	生气	消极情绪	遇到不公对待；愤怒
C32	抑郁	消极情绪	对未来缺乏希望；抑郁；压力
C33	掌控	积极情绪	掌控；掌控局面；控制感；安全感
C34	自大	积极情绪	自我欣赏；内疚自责的对立面
C35	感恩	积极情绪	感恩；愤怒的对立面
C36	希望	积极情绪	希望；抑郁的对立面

3.2.4　动力棋 D 盘及棋子

D 盘（又称为自性动力盘）与自性动力相关。D1 ~ D7 与自性动力受阻产生的情绪相关，根据自性动力发展阶段排列；D8 ~ D24 与自性意象相关，D25 ~ D32 与自性情感相关，也是根据自性动力发展阶段排列；D33 ~ D36 为空白棋子。

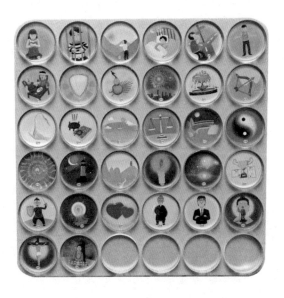

图 3 - 5　动力棋 D 盘及棋子

表 3-6 D 盘棋子的名称及意义

编号	名称	结构特质	意义
D1	恐惧	自性动力受阻	恐惧；退缩；保护动力受阻
D2	受困	自性动力受阻	受困；不自由；分化动力受阻
D3	宣泄	自性动力受阻	呐喊；发泄；凝聚动力受阻
D4	失眠	自性动力受阻	失眠；焦虑；内心冲突；整合动力受阻
D5	迷失	自性动力受阻	迷茫；犹豫不决；指引动力受阻
D6	无奈	自性动力受阻	无奈；悲哀；超越动力受阻
D7	世俗	自性动力受阻	庸俗；沉迷于物质世界；开悟动力受阻
D8	盾牌	自性意象	抵御；攻击；心理防御；保护动力意象
D9	葫芦	自性意象	容纳；神性；治愈；保护动力意象
D10	烟花	自性意象	好奇；喜庆；分化动力意象
D11	喷泉	自性意象	滋养；欢乐；分化动力意象
D12	弓箭	自性意象	目标；积聚力量；凝聚动力意象
D13	净瓶	自性意象	净化情绪；凝聚动力意象
D14	佛珠	自性意象	自我管理；情绪调节；凝聚动力意象
D15	大海	自性意象	大海航行；开阔；凝聚动力意象
D16	天平	自性意象	平衡；对立；判断；公正；整合动力意象
D17	桥梁	自性意象	桥梁；沟通两端；自性；整合动力意象
D18	太极	自性意象	阴阳和谐；矛盾统一；整合动力意象
D19	曼陀罗	自性意象	和谐有序；万物体系；整合动力意象
D20	灯塔	自性意象	指引；方向感；定位；指引动力意象
D21	宝塔	自性意象	指引；信仰；追求；神圣感；指引动力意象
D22	蜡烛	自性意象	指引；牺牲；超越动力意象
D23	星空	自性意象	浩瀚；永恒；未知神秘；指引、超越、开悟动力意象
D24	晋升	自性意象	突破；成就；付出；超越动力意象
D25	勇敢	自性情感	盾牌与宝剑；保护动力顺畅
D26	冥想	自性情感	放松；专注；凝聚动力顺畅
D27	融洽	自性情感	温暖；和谐；沟通；整合动力顺畅
D28	智者	自性情感	智慧老人；精神指引；指引动力顺畅
D29	坚毅	自性情感	必胜；信念；坚持；指引动力顺畅

编号	名称	结构特质	意义
D30	朝圣	自性情感	信仰；追求；梦想；指引动力顺畅
D31	耶稣	自性情感	牺牲；奉献；崇敬；信仰；超越动力顺畅
D32	佛陀	自性情感	开悟；空灵；无我；开悟动力顺畅
D33	空白	心理投射	投射；特殊意义；辅助作用
D34	空白	心理投射	投射；特殊意义；辅助作用
D35	空白	心理投射	投射；特殊意义；辅助作用
D36	空白	心理投射	投射；特殊意义；辅助作用

为了让来访者在选择棋子时把注意力主要集中在图案的内容上而非颜色上，盛放盘应遵循如下原则：同一盛放盘各个棋子的色调接近而不同盛放盘的棋子颜色有差别。其中，A盘与自我认同相关，包括十二生肖及其他动物的认同、心理类型八大功能、各种心理防御机制，所以较为理性。因此A盘以蓝色作为基本色调。蓝色是天空与大海的颜色，具有广阔又深邃的特点。自我如同天与海，包含各种各样的认同。

B盘与自我成长相关，包括自我概念、自我成长、人格面具社会支持及阿尼姆斯、阿尼玛的发展阶段，所以情感的成分较多。因此B盘以紫红色作为基本色调。

C盘与情结阴影相关，包括了各种创伤及应激，人类讨厌与回避的本能及现象，给人比较消极的情感体验，因此C盘整体以浅灰色作为基本色调。浅灰色如同阴雨绵绵，让人心情压抑，但也代表着黎明前的黑暗，蕴含着某种期待的积极成分。这与情结及阴影的功能接近。

D盘与自性动力相关，包括了自性动力受阻、自性意象及自性情感。自性动力是心灵的原动力，相对于自我其力量更加强大，因此D盘整体以黄色为基本色调。黄色是太阳的颜色，它给人以光明、温暖及方向，这与自性的功能非常接近。

在动力棋咨询中，棋子的意义主要由来访者赋予，动力棋咨询师不需要对棋子作过多象征性分析。不过，在陪伴来访者下棋的过程中，动力棋咨询师可以通过观察来访者选择棋子的特点来与自己对来访者的概念化进行比较，从而更好地认识来访者。来访者选择棋子的心理分析如：

来访者在选择棋子时，速度是正常、太快还是太慢？他们比较果断还是犹豫不决？

来访者觉得棋子是否够用？是否需要更多的棋子？这与他们的自我力量有什么关系？

来访者自我弱小时，他们是否选择对应自我弱小的棋子？还是选择对应自我比较强大的棋子？

来访者选择的棋子所代表的自性动力阶段与动力棋咨询师的判断是否一致？高于还是低于动力棋咨询师的判断？为什么？

他们是否愿意选择情结的棋子？讲述情结棋子的时间多吗？来访者对待情结的态度如何？

3.3 动力棋的呈现方式

3.3.1 动力棋的呈现

如何把动力棋呈现给来访者？怎么摆放曼陀罗盘及 A、B、C、D 盛放盘呢？毫无疑问，符合心理规律的显现方式会促进咨询效果，而与心理体验相冲突的显现方式则会起到干扰的作用。

从整体看，曼陀罗盘与 A、B、C、D 盘之间的摆放呈现 H 型结构。具体而言，来访者的正前方摆放着曼陀罗盘，曼陀罗盘的左下方是 A 盘，左上方是 C 盘；曼陀罗盘的右下方是 B 盘，右上方是 D 盘。动力棋的呈现方式，如图 3－6 所示。

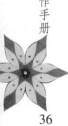
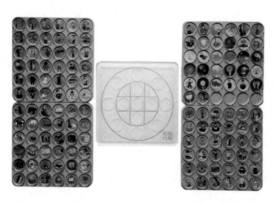

图 3－6　动力棋的 H 型分布

动力棋 H 型分布是基于如下心理机制：根据具身认知心理学的原理，下方距离来访者比较近，该位置是来访者比较熟悉和可掌控的范围，因此它对应着来访者的自我；上方距离来访者比较远，掌控的难度相对比较大，因此该位置对应情结与自性。人书写或阅读时，左边为过去，右边为未来，因此左边与过去及回忆相关，而右边与未来及希望相关。

A 盘与 B 盘涉及来访者的自我认同及自我成长，它们是在来访者自我掌控的范围内，因此 A、B 盘离来访者最近。由于 A 盘的自我认同是之前已经形成的认知，所以在左边；而 B 盘的自我成长，涉及各个阶段，从低级至高级阶段并指向未来，所以在右边。

C 盘涉及情结阴影，D 盘涉及自性动力，它们相对是自我不太熟悉且掌控力较弱的地方，因此它们在曼陀罗盘的上方。情结是由过去创伤所形成且被自我掩埋在无意中的部分，所以左上方适合情结阴影盘即 C 盘；自性动力是指引着自我成为独特而完整个体的力量，它推动着自我不断向前发展，因此适合在右上方。

所以，动力棋 H 型的呈现结构对应着来访者的心理结构，它有助于来访者更加自然地选择相应的棋子。不过，H 型的结构除了契合来访者的心灵世界的特点外，还有另一个重要的意义：双侧刺激。来访者在不断寻找棋子的过程中，他们的眼球会上下左右不断地搜索目标，这对帮助来访者解决问题具有巨大的帮助。有研究表明，眼球的双侧刺激有助于提高个体的自由联想能力及快速解决问题的能力。双侧刺激是眼动脱敏的核心原理，而且被证明有效。

在双侧刺激的过程中，来访者视觉的搜索有助于他们注意力的分配、转移，同时也扩展了注意广度。因此，在选择棋子的双侧刺激过程中，来访者自我力量有所加强，对解决来访者的问题具有重要的意义。

3.3.2 咨访双方的位置

在动力棋的咨询设置中，来访者正面对着曼陀罗盘外 1；咨询师正面对着曼陀罗盘外 7，即咨询师与来访者之间形成 90 度角。它有别于棋艺180 度面对面的对弈，这与一般的心理咨询一致。这是因为 180 度的面对面位置容易引起目光直接对视，从而引发来访者的焦虑、紧张情绪。动力棋咨询，咨访双方为合作关系，因此不适合 180 度的竞技模式。

在双人团体动力棋咨询中，来访者 1 与来访者 2 分别位于外 1 与外 5，即形成 180 度角；动力棋咨询师位于外 7，正好在他们的中间。双方面对面地沟通交流，坦诚地面对问题，这是双人团体动力棋咨询发生效果的基础；而咨询师位于中间，则起到桥梁作用，不仅促进他们之间的坦诚沟通，还可以缓解他们之间的矛盾。

在多人团体动力棋咨询中，应如何就座呢？当人数为 3 及 3 的倍数时，来访者分别位于外 1、外 3 及外 5，而动力棋咨询师位于外 7，成倍数时类推；如果人数是 4 及其倍数时，来访者分别位于外 1、外 3、外 5 及外 7，而咨询师位于外 2、外 4、外 6、外 8 的任意位置，依倍数类推；如果人数是 5 时，则来访者 4 人仍然位于外 1、外 3、外 5、外 7，1 人位于外 2，而动力棋咨询师位于外 8。来访者的编号可以通过抽签来确定。

当然，咨访的位置还受咨询室空间的影响，因此在实际的动力棋咨询过程中，遵循原则的同时也要因地制宜并且尊重来访者的意愿。

3.4 动力棋的相关配置

除了一般心理咨询室的基本配置外，为了使动力棋咨询达到更好的咨询效果，咨询室中还要具备其他相关的配置。蜡烛、曼陀罗绘本、画具等是动力棋咨询中常用到的工具。

（1）蜡烛。动力棋咨询的许多阵法及技术中都会用到蜡烛。它们起到营造气氛、增强仪式感的作用。

（2）曼陀罗绘本。曼陀罗绘本可以配合动力棋的使用，以增强自我力量或者激发自性动力。

（3）画具。来访者希望用自己的画作为动力棋的图案时，彩色铅笔、水彩笔、圆规、尺子等绘画工具是必不可少的。

（4）相关表格。准备好各种动力棋咨询过程中需要动力棋咨询师或者来访者填写的纸质版表格，比如目标清单、反馈表、咨询记录表等。

（5）照相机。照相机用于记录来访者所摆放的动力棋棋局。照片有增强咨询效果的功能。

（6）香薰。动力棋疗法比较理性，咨询过程比较耗神。有时候，香薰可以起到安神的作用，也可以起到增强动力棋仪式感的作用。

值得一提的是，动力期咨询师若擅长沙盘游戏，那么也可以将动力棋安放在沙盘游戏室中。这样，各种沙具就可以立刻变成各个动力棋棋子。对于儿童来说，这具有巨大的魅力！可以说，咨询室体现了动力期咨询师的治疗风格。所以，动力期咨询师可以根据自己的经验和审美，以有助于动力棋咨询的开展为原则，进行各种尝试和创造。

4 曼陀罗心灵动力棋疗法技术：自我增强

动力棋疗法的技术是在对来访者进行个案概念化的基础上，动务棋咨询师为了达到问题解决的目标所使用的方法。在自我—情结—自性轴模型中，自我是个体意识的核心，它与问题解决密切相关。本章从自我的内容、增强自我的咨询目标及自我增强技术这三个方面来介绍。

4.1 自我的内容

4.1.1 自我的结构

自我是意识的中心，以现实为原则并适应内外环境，它是由自我力量、心理类型及自我功能三个部分所组成的心理结构。其中，自我力量是描述自我稳固与强大的程度，心理类型是描述意识的功能及个体的差异，而自我功能则是描述自我在适应内外环境时所发挥的具体功用。

自我力量是自我的核心，自我力量的强弱由注意力及判断力来衡量。临床中，注意力由四种特性来表现，而判断力则由其准确度来体现。注意力的四种特性具体组成如下：①稳定性，指个体在一定时间内把注意力集中于某一特定的对象与活动；②广度，指个体对于所注意的事物能在一瞬间清楚地觉察或认识的数量；③分配性，指个体在进行多种活动时把注意力平均分配于活动中的能力；④灵活性，指个体能够主动地、有目的及时将注意力从一个对象或者活动中调整到另一个对象或者活动中的能力。在进行注意的指向、维持、分配及转移的过程中，必然涉及意识的判断功能即如何选择注意的对象与背景，是否转移注意力等。由于自我的主要功能是对内外环境的适应，因此判断力依据其判断结果是否促进对现实的适应来衡量。

在自我的结构中，自我力量描述个体自我力量的强弱，而心理类型则描述不同个体自我之间的差异。根据注意的不同偏好，可以将不同心理类型的功能进行分类：注意主要指向自身及内部心理世界称为内倾（I）；注意指向外部客体称为外倾（E）；注意指向和维持在信息的细节及当下称为感觉（S）；注意指向和维持在整体与未来则称为直觉（N）；注意指向对信息的逻辑判断称为思维（T）；注意指向对信息的价值判断称为情感（F）。这些类型的不同组合形成了八大心理功能（ES、EN、EF、ET、IN、IS、IF 及 IT）。因此，心理类型的差异本质上是个体在注意力及判断力倾向上的差异。

自我遵循适应现实的原则，而自我功能是描述自我在应对及适应内外环境时的作用。为了应对外界的刺激，自我需要掌握的机能有角色扮演、人际沟通、时间管理、执行能力；为了管理内在各种情绪和冲动，自我需要掌握的机能有自我概念、自我调节及心理防御。

表 4 - 1　自我功能的组成

方向	机能	作用
外部	角色扮演	认识自己在环境中的地位及身份
	人际沟通	识别他人的心理并处理与他人的关系
	时间管理	规划时间
	执行能力	达成目标，克服障碍
内部	自我概念	认识自身，包括认识生理、社会及心理的自我
	自我认同	对自我概念有选择性的偏好
	自我调节	调节自尊与维持自我同一性
	心理防御	通过各种方式来缓解焦虑

以上所述的自我三个部分的关系如何呢？我们认为，自我力量是基础，它决定了自我功能的强弱；而心理类型的差异也导致了自我功能的偏好。比如说，自我力量稳固则注意力不容易受到内外界的影响，从而具有较高的冲动控制能力；自我力量弱小则容易作出不恰当的判断，影响人际关系和沟通能力。

4.1.2 自我与问题解决之间的关系

那么，自我是如何影响问题解决的呢？我们可以通过表4-2来进一步理解它们的关系。

表4-2 自我与问题解决的关系

自我力量（对问题的认知）	心理类型 （问题解决的能力）	自我功能（执行及调节问题解决的功能）
注意力 维持：深入问题探索及解决 广度：探索各种解决问题的可能性 分配：分配调好各个环节 转移：灵活使用各种策略及资源 判断力 对问题的理解是否准确 对问题影响范围及影响时间的评估 对自己解决问题能力的把握	ES：把握问题细节 IS：再现解决问题的经验 ET：规划解决问题的流程 IT：精准把握问题实质 EN：把握大局及宏观趋势 IN：发挥创造力解决问题 EF：获得外界支持的能力 IF：坚定目标，意志力强	对外适应 角色：角色定位及扮演能力 沟通：人际协调 时间管理：管理达成目标的时间安排 行动力：执行 对内适应 自我概念：对自我的认识及定位，对自身需要与目标的觉察 自我认同：问题解决的目标、方式与理想、自我是否一致 自我调节：问题解决过程中，遇到挫折时如何维护自尊及自我同一性 防御机制：无意识运用各种策略缓解问题解决过程中的焦虑

4.2 增强自我的咨询目标

从临床咨询角度，既然自我对问题解决有着重要影响，那么动力棋咨询师就需要分析与评估来访者的自我与问题解决之间的关系，在此基础上通过各种技术来增强自我。在动力棋咨询过程中，增强自我的咨询目标包括：

①开拓注意广度

②优化注意分配

③增加注意灵活性

④增强判断准确性

⑤恰当使用各种心理功能

⑥完善各种心理功能

⑦提升沟通能力

⑧理清角色定位

⑨提高角色扮演能力

⑩加强计划与执行能力

⑪探索与优化自我调节策略

⑫拓展更多心理防御机制

4.3 自我增强技术

如何在动力棋咨询中，使来访者达到提高自我力量、解决现实问题的目标呢？这就需要在对来访者进行个案概念化的基础上，使用自我增强技术。动力棋自我增强技术是根据动力棋关于自我的相关理论而研发出来的以提高自我适应内外环境的能力为目的的一系列方法，具体见表 4 - 3。

表 4 - 3　动力棋自我增强技术一览表

增强人格面具	提高自我力量	识别心理类型	提升自我功能
画瓢技术	7 天技术	编剧技术	锦囊技术
雕塑技术	成功之道技术	望远镜技术	聚宝盆技术
模仿技术	功成名就技术	类型技术	金算盘技术
	优点拼盘技术	扫描技术	心动技术
	图腾技术		誓言技术
	擎天柱技术		蜜月技术
	法器技术		家庭排列技术
			撑伞技术
			楚河汉界技术
			灵龟技术

动力棋自我增强技术，可以分为增强人格面具的技术（3个）、提高自我力量的技术（7个）、识别心理类型的技术（4个）以及提升自我功能的技术（10个）。下面我们就每一个技术进行具体介绍，包括指导语、适用范围及功能。

1．增强人格面具的技术

（1）画瓢技术。

指导语　"请你在棋盘中，选择一个能够给你带来力量的棋子。然后，依照棋子中的形象在大圆中绘制一个相似的画面。完成之后，请感受它给你带来的意义。"

适用范围　来访者的人格面具比较单一，自我力量比较薄弱，同时又缺乏较好的社会支持系统。

功能　促使来访者内化外在力量，增强自我功能。

（2）雕塑技术。

指导语　"请想象一下，为了解决问题，你需要一个什么样的姿态？请你在棋盘中选择一个能够代表这种姿态的棋子。然后，请你模仿棋子中人物的样子或行为，体验他们的心理状况。完成之后，请你说出他们对你的意义。"

适用范围　来访者的人格面具比较单一，自我力量比较薄弱，同时又缺乏较好的社会支持系统。

功能　促使来访者内化外在力量，增强自我功能。

（3）模仿技术。

指导语　"请你模仿棋子中人物的行为并体验他们的心理，说说在现实生活中什么时候需要用到这个角色？"

适用范围　来访者面具比较少，应对方式刻板僵硬。

功能　促使来访者内化外在力量，增强自我功能。

2．提高自我力量的技术

（1）7天技术。

指导语　"请你在曼陀罗盘外1摆放一个代表自我意象的棋子，中心摆放代表你想达成的目标的棋子（内1~4可以摆放小目标或实现目标的条件），外2~8摆放一周内为了达成目标你计划要完成的事情。摆放完之后，请你拍照。"

适用范围 来访者目标不清晰，无法落实。

功能 提高来访者的时间规划和管理能力，也可以作为作业督促其完成。

（2）成功之道技术。

指导语 "请回忆一件你认为是经过努力且来之不易的成功事件。外1表示起始状态，中心表示最终状态，请你把这个过程尽可能具体地描述出来。之后，选择棋子代表并呈现在棋盘中。你觉得取得成功的因素是什么呢？"

适用范围 来访者自信心不足，自我效能感比较低，缺乏应对问题的方法。

功能 提高来访者的自尊心与自我效能感，又能为突破目前的困境提供参考。

（3）功成名就技术。

指导语 "请想象一下，你已经顺利解决了目前的问题，这个问题已经不再困扰你了。你的生活状态会如何？你想做些什么？"

适用范围 来访者受到问题的干扰，产生严重的情绪困扰。

功能 让来访者跳出目前的困境并思考问题，从而发现内心真正的需要。

（4）优点拼盘技术。

指导语 "说出你所有的优点或资源，然后请你用棋子来代表它们，并把它们摆放在棋盘中。根据它们对你的重要性进行排列，请把最重要的放在中心，然后依次是内圈及外圈。"

适用范围 来访者缺乏自信心，自我效能感比较低，害怕面对问题。

功能 提高来访者的自信心及自我效能感，认识到内在的资源及力量。

（5）图腾技术。

指导语 "请你把 D8～D32 的棋子依次摆放在中心。如果选择一个适合代表你内心最本质的力量的棋子，你会选择哪个呢？如果把这个意象称为心灵图腾或自性意象，那么它对你的意义是什么？你在什么情况下，可以感受到这个图腾的威力呢？"

适用范围 来访者缺乏对内在力量的认识。

功能 使来访者认识自己内在资源及存在的意义，学会如何更好地去化解各种问题。

（6）擎天柱技术。

指导语 "请你回忆一下四件往事，它们能体现出你人性的光辉，请你命名这些往事中所蕴藏的积极人格特点。选择4个棋子来代表并分别放在外1、外3、外5、外7，在外2、外4、外6、外8叠放蜡烛并点燃。请你回忆尽可能多的与积极人格特点相关的往事，然后叠加在对应的棋子上面。请在内1、内2、内3、内4呈现出一些困扰你的事情，中心摆放四个空白棋子并叠放自性意象（见图腾技术），你如何看待这些困扰你的事情？"

适用范围 来访者自信心不足，自我效能感比较低，缺乏应对问题的方法，抑郁、自卑、孤独。

功能 帮助来访者获得更多的自尊及应对困难的效能感。

（7）法器技术。

指导语 "中心摆放自性意象；内圈摆放四种法器，法器的意思是指能够帮助你化解困难，恢复内心平衡的资源；外圈摆放原生家庭、亲密关系、亲子关系及自我追求意象。请你思考一下，你是如何用内在的资源来协调好各种关系的呢？"

适用范围 来访者缺乏对内在力量的认识，过分依赖外在的支持，原生家庭、亲密关系、亲子关系及人生追求出现了各种障碍。

功能 促使来访者理解内在能够应对外界的资源。

3．识别心理类型的技术

（1）编剧技术。

指导语 "请找出一个让你最有感觉的棋子。充分发挥你的想象力，对这个棋子中所发生的故事进行想象，想怎么编都行。"

适用范围 来访者的注意力范围比较狭窄，想象力比较贫乏，应对问题的方式单一。

功能 提高来访者的注意广度，提高他们的直觉功能。

（2）望远镜技术。

指导语 "请在曼陀罗盘中心放空白棋子，再叠上A19'望远镜'。充分发挥你的想象力，透过望远镜，你看见未来的世界，五年之后，十年之后……你的生活如何?"

适用范围 来访者对未来比较迷茫,受困于当下的问题,心情比较矛盾、纠结,难以取舍。

功能 提高来访者的外倾直觉功能,增强他们跳出当下问题并审视当下问题的能力。

(3)类型技术。

指导语 "请你在曼陀罗盘的中心摆放自性意象,上面叠放要处理的问题,内圈摆放四种心理功能,外圈摆放对立功能。为了解决目前的问题,你觉得需要用到什么功能?哪些功能是你比较擅长的?哪些功能是你需要加强的呢?"

适用范围 来访者对迈尔斯—布里格斯个性分析指标(MBTI)有所认识,但是遇到具体问题时不知道如何运用自己的功能去化解问题。

功能 有效地帮助来访者认识自己的心理类型并帮助他们用于问题解决。

(4)扫描技术。

指导语 "请你分别选择能够代表你自己的、让你感觉受伤的、你最讨厌的、你喜欢的异性、你内在力量的五个棋子,并把它们分别放在棋盘外1、内1、中间、内3及外5的位置上。请你描述一下这些棋子所表达的意义。你目前所遇到的困惑,是与哪几个棋子有关系?你觉得如何解决比较合适?"

适用范围 来访者对自我的认识比较片面,对问题的把握不够准确,缺乏应对问题的信心。

功能 激发来访者对自我的全面认识,从而更好地理解所遇到的问题。

4.提升自我功能的技术

(1)锦囊技术。

指导语 "中心摆放锦囊。无论你觉得是否可能,总会有奇迹,你打开这个锦囊,它会出现什么好点子呢?请选择棋子摆放出来。或者想象一下,现实生活中谁是你的智囊?如果我们去请他来出点子,他会给出什么好办法呢?"

适用范围 来访者遇到需要解决的现实问题,但是找不到解决问题的方法。

功能 增强来访者理智、求助的防御机制，从而提高解决问题的能力。

（2）聚宝盆技术。

指导语 "请你在曼陀罗盘中心摆放 A32 '金钱'（聚宝盆）；外1 摆放自我意象。请你想想，你平时都通过什么方式来聚宝？还有没有其他可能的方式呢？请你在外 2~8 及内 1~4 摆放各种方式。你如何看待自我与金钱之间的关系呢？"

适用范围 来访者具有金钱情结，对于如何获得金钱，内心有矛盾冲突。

功能 帮助来访者处理好与金钱的关系，寻求获得金钱的更多途径。

（3）金算盘技术。

指导语 "请在曼陀罗盘中心摆放 A18 '计数器'（算盘），外1 摆自我意象。想一想，你平时的花销都用在什么地方？请你在外 2~8 及内 1~4 摆放各种花销的形式。你如何看待自我的消费观？更愿意把钱花在哪里？为什么？"

适用范围 来访者具有金钱情结；对于如何合理消费出现了困惑，影响到亲密关系等。

功能 帮助来访者处理好与金钱的关系；促使消费更加理性，减少冲突。

（4）心动技术。

指导语 "请按照时间顺序，回忆让你心动过的异性。然后从外1 逆时针一直到中心用棋子呈现出来。请讲述跟他们在一起时最感动的事情，如果现在来祝福他们，你会分别对他们说些什么呢？"

适用范围 来访者与异性之间的关系存在某些冲突；难以与异性沟通；不理解异性心理，存在焦虑感。

功能 帮助来访者理解异性心理；学习与异性沟通的技巧。

（5）誓言技术。

指导语 "请在外5 摆2 个空白棋，上面叠放 D31 '耶稣'，内3 摆放 B30 '神父'；外3、外4、外6、外7 摆放蜡烛并将其点燃；内2 与内4 摆放自我意象与恋人。在神父面前为自己和恋人郑重宣誓，你愿意说什么呢?"

适用范围 来访者夫妻关系出现矛盾;夫妻之间因为矛盾缺乏激情。

功能 帮助来访者激活初心,提高婚姻之中相互理解和包容的能力。

(6)蜜月技术。

指导语 "请在曼陀罗盘的中心摆放 B25'亲热',然后回忆一下,你与恋人一起做过的让你感动及印象深刻的事情。为了守护好这一段美好的爱情,你准备做些什么呢?请列出具体的行为并用棋子摆放出来。"

适用范围 来访者夫妻关系出现矛盾;夫妻之间因为矛盾缺乏激情。

功能 帮助来访者激活初心,提高婚姻之中相互理解和包容的能力。

(7)家庭排列技术。

指导语 "小时候,你家里都有哪些人呢?请找出相应的棋子来表示。请在曼陀罗盘的中心摆放家庭核心人物,然后依据关系的亲密程度进行排列。你对原生家庭的关系有什么理解呢?"

适用范围 来访者受到原生家庭的影响比较严重,但是不能清晰认识。

功能 帮助来访者认识原生家庭的影响。

(8)撑伞技术。

指导语 "请在曼陀罗盘的外1摆放自我意象,回忆一下成长过程中都有哪些人为我们遮风挡雨,伸出援助之手?请你选择相应的棋子,分别摆放在外3~7及内3、中心、内1。请对他们说出你的感恩之情。"

适用范围 来访者缺乏社会支持系统;内心充满怨恨或敌对情绪;自我功能受损。

功能 增强来访者领悟社会支持的能力,减少无助感。

(9)楚河汉界技术。

指导语 "请在曼陀罗盘的外4、外5、外6及内3的位置摆上原生家庭给你带来的消极影响;在外1、外2、外8及内1摆放对新家庭的期待及愿望。把外3、外7、内2、内4及中心作为楚河汉界,用来隔断原生家庭的负面影响。在消除影响过程中,你都使用了哪些方式?这些方式是否有效?"

适用范围 来访者认识到原生家庭带来的伤害,目前缺乏应对的能力。

功能　减少原生家庭给来访者带来的压力与困惑，学习与父母相处的方式。

（10）灵龟技术。

指导语　"在曼陀罗盘中用空白棋子补上外 3、外 7，中心摆上 A14'乌龟'（灵龟）。回想自己一些重要的经历，用棋子来代表并放在棋盘中。在这些经历中，你收获了什么？请叠放在中心的'乌龟'上。"

适用范围　来访者自我力量比较弱小，缺乏应对问题的信心及能力。

功能　促使来访者体验艰难中的成长，增强自我的力量。

5 曼陀罗心灵动力棋疗法技术：情绪表达

临床中，问题无法解决常常是由于受到情结的干扰。对于受情结干扰严重的来访者，动力棋咨询师要先帮助他们觉察与表达各种情绪，然后一起探索各种问题解决的有效方法。本章重点介绍情结的内容、化解情结的咨询目标以及情绪表达技术。

5.1 情结的内容

5.1.1 情结的结构

情结是由于原型动力（天生的需要）未被满足所形成的心理创伤。心理创伤一旦形成，未满足的需要既不能被自我运用又无法自动消失或自行化解，它们就积压在个体无意识中。需要没有被满足又缺乏合理的解释，人就会自然而然地出现各种认知及情绪，甚至表现出身体反应。因此，情结包括了原型动力、偏差认知、消极情绪、意象画面、心理防御和躯体反应六个部分，如下图所示。

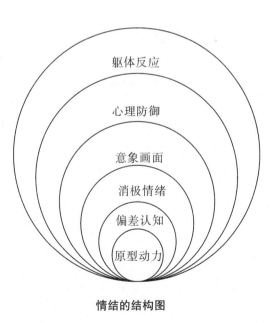

情结的结构图

（1）原型动力包括需要，而未被满足的需要是情结的本质。这些需要有生理层面的也有精神层面的。需要主要包括依恋需要、恋爱需要、亲社会需要、安全需要、探索需要、自我成长需要、认同需要以及自我实现需要等。由于个体表达需要时遭受拒绝并造成心理创伤，导致虽然有需要却不能以正常形式表达其愿望。所以，情结常常会扭曲来访者真正的需要或者真实的目标。需要一直没被满足，个体又无法自行化解，就会导致心理处于不平衡的紧张状态，影响问题解决。

（2）偏差认知是情结的深层结构。当正当的需要被拒绝或者受到挫折后，如果个体自我力量不够强大，如注意广度比较狭窄时，就很容易形成偏差认知。偏差认知有四种形式：夸大自己的失误、只看到他人的不公平对待、看不到未来的可能性、高估外界的威胁。偏差认知是非理性的认知，它们埋藏在无意识中，自我很难去矫正它们。遇到了与创伤相类似的情景，个体脑海里会自动出现这些非理性的认知，从而导致各种情绪困扰或行为适应问题。因此，偏差认知常常是导致个体问题无法解决的深层原因。

（3）消极情绪是情结的表现形式。需要没有被满足，个体存在偏差认知，相应的消极情绪就会产生。夸大自己的失误会产生内疚、自责感；只看到他人的不公平对待会产生强烈的愤怒感；看不到未来的可能性会导致抑郁与哀伤；高估外界的威胁则会让个体焦虑、恐惧。可以说，偏差认知是消极情绪的"内核"。消极情绪与偏差认知互为表里。对问题解决而言，强烈的情绪会极大地干扰个体对问题的判断并影响问题解决。

（4）意象画面是扭曲与碎片化的记忆。在记忆系统中，个体为了减少认知的不协调所带来的心理冲突，创伤事件中与偏差认知不协调的细节会被选择性地遗忘或者扭曲。个体仅记住与强烈消极情绪、偏差认知相符合的细节，因此注意广度变得狭窄，无法全面地认清事件的来龙去脉与本质。扭曲与碎片化记忆与之后相关事件的选择性注意，又进一步强化了偏差认知与消极情绪。

（5）心理防御是自性为了保护自我免受强烈消极情绪的吞噬而形成的防御系统。如果个体情结在生命早期产生，由于自性动力仍处于低级阶段，所以只能调动非常原始的心理防御机制，例如否定、压抑、隔离、反向形成等。低级的心理防御机制虽然在某种程度上保护了自我，但随着时

曼陀罗心灵动力棋疗法操作手册

间的推移，它们就显得幼稚或缺乏效力。在问题解决的过程中，原始低级的心理防御机制常常会阻碍个体真正解决问题。

（6）躯体反应是情结的表层结构。需要基本上都与生理驱力相关，而需要没有被满足就会出现各种相应的躯体反应，比如长时间的焦虑会导致头疼，愤怒会影响心脏等。所以，情结会让个体的身体健康受到影响。

5.1.2 情结对问题解决的影响

情结一旦形成，它会在个体无意识中通过吸收个体相类似的创伤经历来增强其消极情绪、负向认知并加重身体症状。当情结的力量壮大后，它们就会影响自我适应内外环境的功能。所以，虽然情结不直接影响问题解决（问题解决属于自我层面），但它会通过影响自我力量来阻碍问题的解决。

情结对自我的影响表现为对自我力量、心理类型及自我功能的影响，具体如下：

（1）情结是强烈而复杂的情绪团，当自我力量比较强大时，注意力能排除情结的干扰，并根据目标指向将注意力维系在目标上去适应环境；当自我力量比情结弱时，这些强烈的情绪就会干扰注意的指向和维持，从而影响知觉、记忆、意志等。情结对注意力的干扰，表现为缺乏指向性（解体或分离）、有意注意受损、难以集中注意力、注意广度狭窄、转移困难等。

（2）阻碍心理类型各种功能的表达。正常情况是在自性动力的推动下，八种心理功能按照从优势功能、辅助功能、劣势功能到阴影功能的顺序发展。最终的结果是个体能依据现实情况自如地使用八种功能。情结的存在则削弱了优势功能的发挥、打乱了心理功能的发展顺序或使得功能发展停滞不前。

（3）情结干扰自我力量和心理类型，因此也影响了自我功能。它表现为不可预期的情绪爆发，从而影响了自我各种功能的发挥。

情结影响自我从而影响问题解决，那么情结对问题解决的具体影响是什么呢？见表5-1。

表 5 - 1　情结对问题解决的影响

情结结构	对问题解决的影响
原型动力	扭曲了真正所要达成的目标
偏差认知	严重影响了对问题本质及问题解决过程的认识
消极情绪	强烈的负面情绪干扰了对问题的判断
意象画面	碎片化的记忆影响了对问题本质的认识，并自动激发低级的防御机制
心理防御	低级的心理防御机制影响了问题解决的效率
躯体反应	产生各种身体症状，影响了问题解决的执行力，也常常成为逃避问题的借口

在动力棋心理咨询中，动力棋咨询师虽然不去主动化解情结，但不意味着他对来访者的情结一无所知。如果来访者的问题在自我层面就能得以解决，那么动力棋咨询师只需要与来访者探讨各种解决问题的方法就足够了，而无须化解情结；如果情结的存在已经严重影响了来访者对问题的判断及对问题解决的认知，那么动力棋咨询师就可能需要使用一些技术来化解或缓解情结。因此，在使用动力棋咨询时，动力棋咨询师的个案概念化不仅要考虑到来访者的自我层面，也要探究来访者是否受到情结的影响。唯有如此，动力棋咨询师方能有效地帮助来访者解决问题。

5.2　化解情结的咨询目标

情结是被误解或扭曲了的生理或心理需要，而问题解决所要达成的目标又常常是情结中隐藏的某种需要。根据经验，化解情结需要较长的时间。针对动力棋问题解决的取向，情结要处理到哪个程度呢？这需要视来访者问题受情结影响程度而定。因此在实际的咨询中，动力棋咨询师需要对来访者进行个案概念化并与来访者共同决定。下面是化解情结的十一个目标：

①分析情结对自我的影响

②理解情结对问题解决的影响

③判断是否需要处理情结

④尊重来访者的心理防御

⑤表达强烈的负面情绪

⑥澄清创伤画现

⑦改变偏差认知

⑧理解情结所带来的影响

⑨正视真正的需要

⑩确立真正的目标

⑪探索达成目标、满足需要的途径

5.3 情绪表达技术

在情结化解过程中，从消极情绪到积极情绪的转化是明显的线索。不同维度的转化过程如下：①从羞愧、自责到得意或自豪；②从愤怒、怨恨或敌对到感激、宽恕；③从恐惧、焦虑到无畏、轻松；④从失望、抑郁或哀伤到畅快、满意或喜悦。

情结埋藏了大量的情绪，时不时地干扰自我，从而影响问题解决。动力棋咨询中的情绪表达技术就是为了表达情绪、转化认知及尊重需要，从而提高自我的适应力。它分为表达消极情绪、增强积极体验及表达阴影 3 个部分，具体见表 5-2。

表 5-2　动力棋情绪表达技术一览表

表达消极情绪	增强积极体验	表达阴影
化冰技术	放空技术	打叉技术
埋葬技术	晚宴技术	镣铐技术
垃圾桶技术	护身技术	狂欢技术
牢笼技术	彩虹技术	
敲打技术	感恩技术	
滚蛋技术	赞美技术	
举棋不定技术	一锤定音技术	
悔棋技术		

1．表达消极情绪

（1）化冰技术。

指导语　"请回忆一件让你深受伤害的事情，选择一个棋子来代表并摆放在曼陀罗盘中心。体验这个事件给你带来的情绪，并尽量表达出来。把代表这些情绪的棋子摆放在内圈，如果需要可以叠放。你觉得这个事件给你带来的影响是什么呢？请选出可作代表的棋子并摆放在外圈。当你呈现后，你如何理解这个事件给你带来的影响？"

适用范围　来访者情绪非常激烈，无法平静下来；该事件深刻地影响着来访者的认知，导致无法解决问题。

功能　有效地帮助来访者表达内心的情绪，认识到创伤事件对自己的影响。

（2）埋葬技术。

指导语　"请你在曼陀罗盘的中心及内圈铺上给对方的各种祝福，中心是对他/她的核心祝福；把要告别的对象叠放在中心，用祝福或灵性的棋子叠放在外周，再一次地祝福与告别。在中心叠放 C28 '坟墓'，请你总结一下这段缘分对你的意义，并为这一段缘分树立墓碑。现在请你来扫墓，进行告别。想象三年后来扫墓，你想说些什么呢？十年后来扫墓，你还有什么想说的吗？生命即将结束时，再来扫墓，你又会想说些什么呢？"

适用范围　来访者心里放不下某个人或某段情感，从而影响了对现实生活的适应，无法客观理性地分析所面临的问题。

功能　帮助来访者放下某段缘分，重新开始。

注意事项　使用该技术，一定不能让来访者自己拆棋盘。

（3）垃圾桶技术。

指导语　"请你在曼陀罗盘的中心摆放 C23 '肮脏'，把代表心理垃圾的棋子放在曼陀罗盘的内圈及外圈。请你思考一下，这些心理垃圾对你生活的影响是什么呢？这些垃圾需要用什么来处理呢？"

适用范围　来访者情绪比较复杂、激烈，难以用语言精确地表达。

功能　帮助来访者宣泄情绪，理解这些情绪的影响；学会管理情绪。

注意事项　该技术结束时，要让来访者把棋子放回原位。

（4）牢笼技术。

指导语 "请你在曼陀罗盘的中心摆放自我意象,叠放 D2'受困',再叠放 A16'雄鹰'(飞翔);请你在内 1~4 摆放让你感觉受到束缚的事情。你觉得怎样才能打开心中的牢笼,让心灵飞翔?"

适用范围 来访者自我压抑,自我攻击,内疚、自责。

功能 使来访者减少对自己的内疚感和自责,获得内心的自由。

(5)敲打技术。

指导语 "如果你怒不可遏,可以拿着棋子不断地敲打。你可以尝试着按照一定的节奏来敲打。当你尝试着用某种节奏来表达愤怒时,心情如何?"

适用范围 来访者带有强烈的愤怒及愤恨;无处宣泄,希望表达。

功能 给来访者一个表达愤怒的机会;学习用艺术的方式表达愤怒。

(6)滚蛋技术。

指导语 "如果你觉得实在很讨厌这个棋子,不想去面对它的话,你可以把它拿起来滚动,让该棋子滚走。你现在心情如何?在现实中,遇到厌恶的事物,你会怎么做呢?"

适用范围 来访者对人事有着强烈的厌恶感。

功能 缓解来访者强烈的厌恶感,学习应对的策略。

(7)举棋不定技术。

指导语 "请你选择一件左右为难的事情,用棋子来代表这件事情。请你拿着棋子在曼陀罗盘上面,一会想放在左边,一会想放右边,然后说:'这也不对,那也不对,无处安放,我要怎么办呢?我究竟应该怎么办?'此时此刻你的心情如何?当你难以抉择时,心情如何?心里纠结的是什么?"

适用范围 来访者遇到事情或需要做出抉择时,内心经常矛盾、纠结,难以取舍。

功能 增强来访者矛盾纠结的体验,进一步理解内心的冲突。

(8)悔棋技术。

指导语 "请你在摆放棋局后,迅速把中心的棋子拿走,不断地更换其他的棋子。悔棋时,心里在想什么?这种状态在现实生活中如何体现?它的影响是什么呢?"

适用范围 来访者经常否定自己做出的决定,后悔、内疚的情绪影响了决策的果断性。

功能 让来访者了解经常性后悔对决策的影响，学会相信自己的决策。

2. 增强积极体验

（1）放空技术。

指导语 "请你在曼陀罗盘的外 1 摆上 D26 '冥想'，中心摆放 D19 '曼陀罗'。想象你就是这个进行冥想的人，随着冥想，你会越来越放松。现在请深呼吸，深深地吸一口气，慢慢地呼出来。一边深呼吸，一边充分地发挥想象力，冥想着光芒源源不断地、非常柔和地向外发散，你的大脑、身体也慢慢地、非常柔和地向外发散。你感觉越来越轻松，无形的压力慢慢散去。"

适用范围 来访者压力非常大，非常焦虑，无法静下心来思考问题的解决。

功能 有效地帮助来访者释放压力，获得内心的安宁。

（2）晚宴技术。

指导语 "请你在曼陀罗盘的中心摆上 4 个空白棋子及 B26 '饭桌'（有条件可在上面点上蜡烛），然后邀请你想要邀请的任何人过来参加你的晚宴。"

适用范围 来访者回忆亲人；某种重要联结的断裂。

功能 重温温馨时刻，让来访者表达思念并获得支持的力量。

（3）护身技术。

指导语 "如果你觉得某个棋子对你特别重要，可以把它画下来，或者带走它，把它放在包里，让它保护你。"

适用范围 来访者特别缺乏安全感，对动力棋咨询师有强烈的移情。

功能 给来访者带来一种替代性的满足，并且减少恐惧感。

（4）彩虹技术。

指导语 "请你在曼陀罗盘的外 1 位置上摆放自我意象，并回忆近段时间让你感到快乐的事情，无论大事小事都可以。请选用棋子代表这些事情并摆放在外 2~8 及内 2~4，你此时此刻心情如何？让你快乐的途径都有哪些呢？"

适用范围 来访者心情低落，悲观抑郁。

功能 唤醒与增强来访者的积极情感体验、增强自尊并提高幸福感，增强情绪调节能力。

（5）感恩技术。

指导语 "请回忆父母为你所做的事情，列出来，用棋子代表并放在外周乃至摆满整个棋盘；请你把它们叠起来，然后放在棋盘的中心。请选择代表父母形象的棋子并叠放在中心；选择自我意象棋子，竖着叠在代表父母的棋子上。翻转代表父母的棋子，让代表自我意象的棋子叠上去。看到这个画面，你的心情如何？有什么话想对父母说吗？好，现在我们来表达对父母的感恩。代表自己的棋子在最下面，叠上愿意为父母做的事情，再把代表父母的棋子叠在上面。你现在心情如何？通过这个过程，如何理解与父母的关系？自己作为父母，你如何理解你与孩子之间的关系？"

适用范围 来访者存在某种情结，对父母的认识存在偏见；原生家庭的创伤影响亲子关系。

功能 帮助来访者修补与原生家庭的关系，化解对父母的偏见及敌对关系。

（6）赞美技术。

指导语 "用诗歌的形式来赞美在摆放过程中让你深有感触的一个棋子或过程。"

适用范围 在动力棋摆放过程中，来访者触动比较深；靶问题引发了来访者的感悟。

功能 进一步强化与深化来访者的感受。

（7）一锤定音技术。

指导语 "请分享目前难以抉择的事情，用棋子来表达它们。把它们呈现在棋盘上，分析它们的利弊。给你 3 分钟的时间作出选择（开始计时），时间一到，请务必作出选择。叠放 A24'法锤'，一锤定音以强化你的决定。"

适用范围 来访者做决定或选择时，内心总是充满矛盾和纠结，无法下定决心。

功能 增强来访者的自我力量，学会勇敢承担责任。

3. 表达阴影

（1）打叉技术。

指导语 "让你讨厌的人或事是什么呢？请列出讨厌的原因。请在棋盘上打叉（如果五个点为中心及外2、外4、外6、外8，多为外1、外3、外5、外7，内1、内2、内3、内4及中心，可以合并），再重新排列，找出最讨厌的呈现在中心，非常讨厌的放在内圈。你摆放完之后，对这些人或事，有新的认识吗？"

适用范围 来访者对某人某事非常厌恶，却又不得不去面对，影响现实适应功能。

功能 表达来访者内心的厌恶，认识厌恶的本质，学习与厌恶的人或事打交道的能力。

（2）镣铐技术。

指导语 "请讲述一件让你内心深受煎熬或进行自我惩罚的事件，并择一个棋子来代表，摆放在曼陀罗盘的中心。中心叠放A25'手铐'（镣铐），内圈摆放内疚情绪对自己的影响，外圈摆放该事件对他人造成的影响。你如何看待这些事情？如何才能打开这个镣铐，让心灵获得自由？"

适用范围 来访者因为做了某些事情，感到内疚、自责，内心非常煎熬。

功能 帮助来访者表达内疚与自责，认清事件的真实情况。

（3）狂欢技术。

指导语 "如果这个世界没有任何法律及道德约束，也没有任何限制，你可以自由地做任何你想做的事情，你想去做些什么呢？这些事情对你的意义是什么呢？"

适用范围 来访者超我过强，人格面具厚重，生活缺乏活力。

功能 帮助来访者释放阴影，激发更多生活的活力。

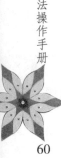

6 曼陀罗心灵动力棋疗法技术：激发自性动力

自性动力是心灵的原动力。自性动力受阻会导致自我功能薄弱，从而使得问题难以解决。为了达成问题解决的目标，动力棋疗法需要激发来访者的自性动力。本章介绍自性的内容、激发自性动力的咨询目标、激发自性动力的阵法和技术。

6.1 自性的内容

6.1.1 自性的结构

自性是一种生而有之的实现对内外环境适应的本能（原型），它是整个心灵的统领者、组织者和协调者，它负责整个心灵的有序运作。从结构上看，自性由自性动力、自性意象和自性情感三个部分构成。

自性动力是指自性为了实现对内外环境的适应而发挥不同性质的内驱力，它由低至高依次为保护、分化、凝聚、整合、指引、超越及开悟。自性动力发挥推动作用时，它一方面以某种形象呈现出来，即自性意象；另一方面又会引起自我体验，即自性情感。可以说，自性动力是本质，自性意象是自性动力的表现形式，而自性情感是自我体验到了自性动力与自性意象后的情感体验。下面，我们通过表6-1来介绍不同阶段自性动力对自我的作用，以及对应的自性意象及自性情感。

表 6-1 自性动力的作用及自性意象、自性情感

自性动力对自我的作用	自性意象	自性情感	
		动力顺畅	动力受阻
保护：自性发挥保护自我的力量	父母、城堡	安心、踏实	不安、焦虑、恐惧
分化：自性推动自我打破原有平衡，获得更多新的经验	盛开花朵、光芒	好奇、充实	枯燥、单调
凝聚：自性推动着自我成为意识核心并不断增强自我力量	大树、旋转、深入	专注、忘我	浮躁、心烦
整合：自性推动自我与其对立面的和谐	太极、十字架、桥梁	轻松、愉快	矛盾、纠结
指引：推动自我寻找生命的意义及存在的价值	北斗星、灯塔、路标、指南针、罗盘、方向盘	激动、希望、使命感	茫然、空虚
超越：推动自我不断趋向完整与独特	攀登高峰、神灵、法器	奉献、神圣	受困、无奈
开悟：自性推动自我消除各种认同，获得自在	空灵	豁然开朗、空灵自在	困惑、执着

6.1.2 自性对问题解决的影响

自性是心灵的统帅，对个体的方方面面都存在影响。自性为了平衡内外世界，按照保护—分化—凝聚—整合—指引—超越—开悟的顺序螺旋式发展。

不同的发展阶段，自性动力推动着自我去完成各种不同的任务。在完成任务的过程中，个体会遇到各种各样的困难。此时自性又会通过发挥其各种功能来帮助自我走出困境。自性动力对自我发展及问题解决的影响，详见表6-2。

表6-2　自性动力对自我发展及问题解决的影响

	自性动力对自我发展的影响	自性动力对问题解决的影响
保护	增强安全、依恋感；提升防御机制和生存技能	提高自我应对问题的勇气；增强自我力量，发现自身不足
分化	建立人际边界，发展兴趣爱好，发挥创造力，增强觉察力，形成辩证思维	开拓自我解决问题的思路；提高自我解决问题的灵活性
凝聚	在社会化的过程中，建立各种角色及身份认同，并能根据环境要求有效地使用它们	推动自我深入探索问题的本质；增强自我在问题解决过程中的坚韧性
整合	整合与自我冲突的事物，包括处理喜欢或厌恶的事物；运用不擅长的心理功能等	推动自我从不同角度，以不同角色来看待问题；整合各种资源
指引	消除虚假的认同，认识自己并坚守自己的价值	引导自我作出符合自己真实需要的判断
超越	为了梦想，克服各种障碍，最终实现梦想	帮助自我找出前所未有的解决问题的方法并克服各种困难
开悟	消除各种角色认同，获得心灵的自在	放下各种矛盾及困扰，不受问题影响

　　在对来访者进行个案概念化时，动力棋咨询师需要根据来访者遇到的问题、体验到的情感、内心的意象等来判断来访者自性动力所处的阶段及所要发挥的功能。可以说，动力棋的各种阵法是在对来访者自性动力阶段及功能进行评估的基础上加以使用的。

　　根据经验，通过分析自性情感判断来访者自性动力的特点，是一种高效率的方式。在心理分析中，动力棋咨询师不仅要区分自性动力顺利表达与受阻时的情绪差异，也要区别自性动力受阻与受情结影响的情绪的不同。自性动力明显受阻的情绪有焦虑、烦闷、浮躁、冲突、迷茫、无力感及困惑等；明显带有情结色彩的情绪有嫉妒、失望、怨恨、仇恨、恼怒、内疚、羞愧、羞耻、懊悔、无奈、痛楚及哀伤等。只有通过对情绪的辨别，咨询师才能理解来访者背后的心理机制，才能确定使用动力棋的哪个阵法及技术。此外，由于自性动力是螺旋式发展的，即使处于同一阶段，但由于它们水平不同，自我所体验到的情绪也有很大的区别。动力棋咨询师需要在临床中加以辨别。可以说，通过自性情感来判断来访者自性动力的特点，是动力棋疗法的重要内容。

6.2 激发自性动力的咨询目标

自我力量来源于自性动力的顺畅表达，自性动力受阻会导致自我虚弱，难以适应现实中的困难。动力棋咨询中，在良好的合作关系下，动力棋咨询师通过对来访者的个案概念化，分析与评估来访者所处的自性阶段，确定该阶段与来访者所遇到的问题之间的关系，然后通过各种阵法及技术来激发来访者的自性动力，最后达到解决问题的目标。激发自性动力的咨询目标如下：

①通过来访者的问题及目标，判断所要激发的自性功能
②根据来访者的情绪及意象，判断其自性动力发展阶段
③综合分析，形成对来访者自性阶段—自性功能—问题解决的个案概念化
④选择相对应的阵法、技术来激发自性动力
⑤评估来访者的自我功能是否有变化
⑥评估激发自性动力后对解决问题及适应现实的作用

6.3 激发自性动力的阵法及技术

运用动力棋激发自性动力的方法，可分为阵法及技术两大类。阵法是动力棋咨询师为了激发某种自性动力，让来访者按照一定的顺序摆放棋子的操作程序；技术是动力棋咨询师为了强化阵法或发挥某种自性功能，让来访者进行某些简单操作的技巧。根据自性动力七阶段的理论，各个阶段的阵法和技术可归纳如下：

表 6 – 3　动力棋咨询激发自性动力的阵法和技术

	阵法	技术
保护	保护、降魔、天门、安全岛	城墙、补能量、否定、压制、升华、度化
分化	分化、分身、归因、解疑、风筝	成分分析、二分、想象、转动、行动
凝聚	凝聚、心灵聚焦、收纳、年轮	合并、合体、减法、更替、挖心、手表
整合	整合、中庸、和解、歪理邪说、抓周	搭桥、填空、交融、交错、凭什么、追选
指引	指引、自性之光、朝圣、灵启、现身	洗牌、一无所有、生命线、遗产、总结、墓志铭、追悼、送宝、灾难、下辈子、仙人指路
超越	超越、回溯、蟠桃会、羽化、牺牲、超时空对话	奉献、灯塔、奇迹、攻城、千面魔王
开悟	开悟、时间之轮、涵容	放下、顺风顺水

6.3.1　保护动力技术

遇到危险时，自性发挥保护自我的动力。如果保护动力顺利发挥，自我会有安心、踏实的心理体验；如果保护动力的发挥受到阻碍，自我便会感到不安、焦虑和恐惧。动力棋保护动力技术的目的是明确威胁的来源及内在应对危险的资源，从而激发自性保护动力。

1. 保护阵法

操作步骤　让来访者描述使他感到恐惧或担忧的事情（也可以是希望达成却又充满担忧的目标）。中心摆放恐惧时的自我意象（想要达成的目标），说出具有威胁的事物和它们具体的影响，然后放在外圈。对具有威胁的事物进行排列，把代表威胁严重的棋子摆放在外 1、外 3、外 5、外 7。寻找应对的资源放在内圈，与之真正对立。不断复盘，不断化解。

适用范围　来访者感受到威胁，内心焦虑不安、恐惧慌张。感受到威胁的原因可能是出于对某个人的情感、某种关系，或者要去完成的任务。

功能　激发来访者的自性保护动力，在动力棋咨询师的陪伴下面对威胁，寻找应对策略。

注意事项 如果来访者对事物的威胁描述不清晰，为了澄清它们的威胁，动力棋咨询师可以邀请来访者把它们摆在中间，具体描述其影响，之后再放在外周。

2. 降魔阵法

操作步骤 在圈外四角摆放黄色蜡烛，外1摆放D26"冥想"，中心摆放代表恐惧对象的棋子；内圈摆放代表应对恐惧的棋子（方向对着里面），外周摆放增强内圈功能的棋子，中心上方叠放D21"宝塔"进行镇压，在宝塔上竖叠代表宗教形象的棋子加强镇压力量。

适用范围 来访者出现强烈的恐惧感，可能以幻觉的形式出现，比如害怕妖魔鬼怪等。

功能 激发来访者的自性保护动力，治疗及缓解内心阴影的投射，通过仪式给予来访者一个安全的空间。

注意事项 使用该阵法时，切记避免在来访者面前拆掉棋盘。

3. 天门阵法

操作步骤 中心摆放自我意象；将水晶棋子摆放在外2、外4、外6、外8；找出4种外界能够给自己带来安全感的资源并用4个棋子代表，并把它摆在外1、外3、外5、外7，用来守护天门；探讨调整情绪的方法或途径，把它们摆在内圈，思考如何运用好这些资源来增强自己的安全感。

适用范围 来访者感受到威胁，内心焦虑不安，希望获得平静的方法及应对的资源。

功能 帮助来访者探索更多用来保护自我的资源，让来访者分清内在与外在的资源，以便在需要时可以自如调用。

4. 安全岛阵法

操作步骤 选择12个棋子来建造内心安全的空间，按照最能给自己安全感的原则来设计。先构建外圈，再构建内圈，最后选择一个棋子代表自己，并把它摆放在曼陀罗盘的中心。如果愿意，可以把它画下来并观想，思考在遇到令人焦虑的事情时，怎样才能快速启动阵法。

适用范围 来访者内在的资源不足，应对外在的威胁时缺乏内在的力量。

功能 增强来访者的安全感，提高内在应对压力的资源。

5. 城墙技术

使用保护阵法时，如果来访者自我过于弱小，无法面对威胁，那就请来访者再找出 8 个能够代表内在力量的棋子，竖放在外圈作为保护墙，想象自己在保护圈内十分安全。要求来访者把 8 个棋子所代表的意象画出来。

6. 补能量技术

在保护阵法的基础上，询问来访者如何增强内在的力量，从而增强应对威胁的信心。要求来访者进行想象并把对应的棋子叠加到棋盘上。

7. 否定技术

在保护阵法的基础上，用黑色油笔涂黑贴纸，并贴在代表威胁的棋子上。

8. 压制技术

在保护阵法的基础上，把代表强有力的棋子叠在代表恐惧的棋子上面，镇压住让自己恐惧的事物。

9. 升华技术

在保护阵法的基础上，选择一个有能量的积极棋子叠放在消极的棋子上面，理解该威胁的积极意义。

10. 度化技术

在降魔阵法的基础上，引导来访者具体描述恐惧的意象，并描述意象对自己的影响。请来访者与恐惧意象对话；请出镇压的法器或神灵；请神灵与恐惧意象对话，理解恐惧意象真实的诉求；再请来访者与恐惧意象对话，相互告别与祝福。

6.3.2 分化动力技术

危险解除后，自性动力推动着自我去获得更多新的经验。如果分化动力发挥正常，则自我会体验到好奇和充实；如果分化动力受阻，自我便会感到枯燥、单调。动力棋分化动力技术的目的是加强发散思维，提高创新能力，找出产生问题的可能原因及解决问题的各种途径。

1. 分化阵法

操作步骤　中心摆放需要实现的目标，外周摆满各种实现目标的方法，无论可能性高低。把重要的实现途径放在内圈，再思考其他有可能的方法，摆满外周。将可行性较高的途径摆放在外 1、外 3、外 5、外 7；在内 1 ~ 4 及外 1、外 3、外 5、外 7 之上叠放实现该目标的条件；在内 1 ~ 4 及外 1、外 3、外 5、外 7 的第三层摆放需要去做的具体事件。

适用范围 来访者有需要达成的目标，但不知道如何去实现；问题解决的策略比较单一。

功能 帮助来访者激发分化动力，加强发散性思维，找出有效解决问题的方法。

2. 分身阵法

操作步骤 把棋子 A20"灵修"（分身）放在中间，问来访者，如果能够分身，会让分身去做些什么事情？从第一个分身开始，一直到不需要分身了。

适用范围 来访者生活比较乏味，缺乏意义感。

功能 分析来访者的各种需要，让来访者理解自己的需要并按照这些需要对自己的意义去实现它们。

3. 归因阵法

操作步骤 讲述一个需要去探索的重要问题，用棋子代表想到的各种可能的原因，摆放在外圈。然后合并原因，放在内圈，外圈摆放这些原因背后他人真实的动机及意图。通过该阵法，对这个问题的产生有什么新的理解。

适用范围 来访者对某个问题非常困扰，百思不得其解，影响了其解决问题的效率；换位思考能力较弱，难以理解别人的意图。

功能 与来访者一起探索问题的原因及可能的解决方式，增强来访者的注意广度及灵活性，增强人际分化，提高理解他人的能力。

4. 解疑阵法

操作步骤 诉说一个困扰很久的疑虑，把支持疑虑的证据全部罗列出来，用棋子代表，并依次摆在内 2、内 3、内 4、内 1 及外 1，形成问号；考虑出现该问题的各种可能的原因，外 2、外 3、外 4、外 5、外 6、外 7、外 8 呈现各种可能的答案；最后，把最有可能的结果放在中心，去掉问号。

适用范围 来访者对某个问题非常困惑，百思不得其解，影响了解决问题的效率；因为疑虑破坏了人与人之间的信任。

功能 与来访者一起探索产生该疑虑的各种原因；消除疑虑，获得信任。

5．风筝阵法

操作步骤　选择可以代表实现自由的方法的棋子（或解决问题并获得自由后最渴望做的事情），按照可行性的高低来排列它们并摆成风筝的样子，这个风筝需要两只眼睛、骨架和尾巴。摆完之后，请思考这些棋子代表的意义。

适用范围　来访者感觉受困，希望找到获得自由的方法。

功能　使来访者激发人生的希望，激发对自由的向往，思考获得自由的方法，思考获得自由之后的计划。

6．成分分析技术

需要达成的目标是什么？把代表它的棋子摆放在中间。达成目标后，事情会有什么特点？把各种特点摆放在外周。

7．二分技术

针对来访者对某个人或某件事的执着，要求来访者选择棋子来代表它，并摆放在中心。问来访者：如果该意象有利有弊，分别会是什么？用棋子来表示。弊端放满外2、外3、外4及内2，利端放满外6、外7、外8及内4。摆好之后，询问来访者现在对该事物的理解。

8．想象技术

中心摆放一个重要的棋子，由来访者引发各种想象，无论是否合理，不断地向外摆放。

9．转动技术

让来访者转动棋盘，从不同的角度来看这个棋局，从而获得新的视角。

10．行动技术

在摆放目标及实现目标的过程后，根据行动的难易程度排列。选择最容易行动的步骤并将棋子摆放在中间，为了落实该步骤，如何在现实中实现它？请找出不少于四种方案并用棋子来呈现。

6.3.3　凝聚动力技术

自性推动着自我把注意力凝聚到符合自性要求的发展任务上。如果凝聚动力正常发挥，自我会体验到专注与忘我；如果凝聚动力受阻，自我便会感觉到浮躁、心烦。动力棋凝聚动力技术就是为了寻找行动的深层需要、聚焦内心世界真实的体验、探索核心问题，从而达到认识自我及增强自我的目标。

1. 凝聚阵法

操作步骤 外圈尽可能多地摆放最近的任务或活动（可以是最近一周、一天的事情），把这些事情合并成四组，分别摆放在外1、外3、外5、外7。要求找出这些活动共同的目的或需要，用棋子来代表并将其摆放在中心。找出其他与这四组相同的活动，然后按照相似性叠放在外1、外3、外5、外7。在外2、外4、外6、外8摆放其他回忆起来的活动，思考这些活动与中心之间的关系，它们是中心需要的上层目标还是下层需要？它具体是什么需要或目标？选择相应的棋子，按照目标或需要的次序，摆放在中心棋子的上面或下面。理解自己的中心是什么？它对自己人生的意义是什么？

适用范围 来访者缺乏对自我的认识，缺乏行动的目标和动力，不知道活着的意义及价值。

功能 帮助来访者从各种活动中找到目标，明白生命的意义，获得自我同一性。

2. 心灵聚焦阵法

操作步骤 讲述需要探索的内心状况，选择相应的棋子并摆放在中心。尽可能详细地描述这个心理过程，用棋子来表示这个过程的不同节点，按照顺序从外1开始摆放至外8。再继续讲述这个过程，并且放慢节奏，体会这些节点前后的心理变化。再加入棋子，细化对这个心理过程的理解。

适用范围 某种刺激让来访者产生了强烈的消极情感体验，来访者希望改变与转化某种认识或体验却缺乏能力，比如在交往中容易焦虑、在乎别人的评价。

功能 让来访者细致地理解自己的情绪体验及心理过程；通过认识内心状况，识别并矫正负性的思维。

3. 收纳阵法

操作步骤 来访者讲述需要解决的某个问题或想获得的某些技能。在外1摆放上D9"葫芦"，外4、外5、外6、内圈及中心摆放希望收纳的属于他人的积极品质或他人解决问题的方法。讨论如何获得这些方法并利用其解决问题。

适用范围 来访者自我力量比较薄弱，缺乏有效的应对方法。

功能 激发来访者的自性凝聚动力；有效、快速地获得问题解决的策略。

4. 年轮阵法

操作步骤 在中心摆放与年龄对应的棋子（可以以幼年、童年、青年、成年为阶段，也可以以十年为单位，还可以是来访者自己选择的重要年龄段）；内圈摆放在该年龄阶段印象深刻的回忆或经历的重要事件。按照这个模式，不断叠放直至当前的年龄。

适用范围 来访者自我认同感比较低，自我同一性比较混乱；自我力量比较薄弱，缺乏应对外在问题的信心与力量。

功能 提高来访者的自我同一性，激发行动力。

5. 合并技术

让来访者根据相似性，把棋盘中的棋子合并为 x 个（动力棋咨询师根据经验，给予一定的数目）。该技术可以使来访者把分散的目标、愿望合并，有助于管理和实现它们。

6. 合体技术

用一个棋子来代表其他几个表示同一心理状态的不同侧面或对立面的棋子。该技术用于提高来访者的分类及概括能力。

7. 减法技术

要求棋盘中只能剩下一颗自己认为最重要或最有代表性的棋子。做完选择后，询问来访者：这颗棋子的意义是什么？

8. 更替技术

中心对来访者而言非常重要，询问来访者：能否找到其他的意象来替换它，以及哪个让你觉得最满意，为什么？

9. 挖心技术

让来访者根据重要程度来摆放，然后让他们把中心棋子拿掉，思考中心棋子代表的意义。该技术是为了强化来访者对中心棋子所代表的意义的笃定。

10. 手表技术

来访者把棋子作为手表，戴在自己的手臂上，从而强化或模仿该意象的力量。

6.3.4 整合动力技术

为了达成心灵的完整性，自性发挥整合动力并要求自我必须面对与吸收其对立面（被排斥在注意之外的内容）。如果整合动力正常发挥，自我能够感受到轻松、愉快；如果整合动力受阻，自我便会感觉到矛盾、纠结。动力棋整合动力技术是为了呈现对立面，寻找缓冲和联结的基础，通过增加缓冲的过程缓解心理的矛盾与纠结。

1. 整合阵法

操作步骤 让来访者讲清楚让其纠结、难以取舍的冲突，并讲清楚具体的对立面。选择 2 个棋子代表矛盾双方，并分别摆放在曼陀罗盘的内 2、内 4，在外 2~4 摆放实现内 2 的过程，在外 6~8 摆放实现内 4 的过程。动力棋咨询师在曼陀罗盘的中心摆上 D16 "天平"，问来访者：此时决定清晰了吗，天平目前偏向哪边？然后再次询问：实现内 2 和内 4 分别有什么收获？请来访者尽可能地罗列出来。把代表收获的棋子分别叠放在内 2 及内 4 上面，然后采用减法技术，要求来访者只能留下最为重要的一个。动力棋咨询师再问：天平目前偏向哪边，为什么？拿出 A24 "法锤"，问来访者：现在一锤定音，能够做到吗？你选择锤向哪边？如果不能作出决定，采用新的阵法或技术继续深入；如果能够作出决定，动力棋咨询师再叠上 D18 "太极"，问矛盾双方是否有协调的可能性？如果可以协调，要达成的最终目的是什么？

适用范围 来访者在处理某件事情上，内心充满强烈的冲突，处于多重趋避冲突。

功能 帮助来访者认清矛盾的本质，在权衡利弊的基础上作出决策，并理解难以抉择的原因。

2. 中庸阵法

操作步骤 外 1 摆放自我意象，外 2、外 3、外 4 摆放一种可能的发展（也可以是最坏的可能），外 8、外 7、外 6 摆放另一种可能的发展（也可以是最好的发展）。在摆放两种可能性之后，外 5、内 1、内 3 及中心摆放第三种更为有效的方法（也可以是最有可能的方法）。

适用范围 来访者在处理某件事情上，内心充满强烈的冲突，对未来的走向不明晰。

功能 让来访者更清晰地认识到每一个选择的走向，在矛盾中选择一条比较可行的道路。

3. 和解阵法

操作步骤 把矛盾的观点摆在两极即外 1 与外 5，罗列出各自的理由。然后在外 2 和外 8、外 4 和外 6 不断叠加理由，思考化解的方法。如矛盾双方各让一步，这关键的一步是什么？摆在内 1 及内 3，最后形成统一矛盾的方法并将代表棋子摆在中心。

适用范围 来访者在处理某件事情上，内心充满激烈的冲突，无法应对和化解冲突。

功能 帮助来访者宣泄紧张对立的情绪，寻找化解矛盾冲突的有效方法。

4. 歪理邪说阵法

操作步骤 外 1 摆放自我意象或 D26 "冥想"，中间叠放空白棋。把某种扭曲的认知或信念拟人化（经常说这种话的人或典型代表），找一个棋子来代表，竖放在空白棋上并请他现身说法。来访者表达对其说法的感谢，自我意象表达自己的看法，双方之间的矛盾得到和谐处理。

适用范围 来访者内射或内化存有某种错误的认知或信念，根深蒂固。这种信念对认识自我、解决问题、适应现实都有着明显的消极影响，无法与之直接辩驳。

功能 有助于打破来访者内心存在的某些根深蒂固的错误认知，而该认知又深刻地影响其自我功能。

5. 抓周阵法

操作步骤 让来访者闭上眼睛，在 A、B、C、D 盘中随意抓取 13 个棋子然后摆放在棋盘中。来访者讲述有什么棋子，并把棋子按照一定的逻辑或发展顺序重新排列。让来访者说出重新排列的依据，对依据进行探讨。

适用范围 来访者存在某种固化的认识图式，该图式与适应现实冲突。

功能 呈现与分析来访者的认知图式，通过讨论，强化或矫正深层的认知图式，提升来访者的整合动力。

6. 搭桥技术

在来访者的棋局中，找出差距比较大的两个棋子，要求来访者摆上桥梁，实现连接，咨询师根据差距的实际情况规定需要 1 个或 2 个不同的棋子来做桥梁。

7．填空技术

两个棋子代表的事件之间跨度比较大，难以实现时，要求来访者在中间叠加 1~2 个棋子，从而使得原先两个棋子之间的过渡更为自然。

8．交融技术

中心先摆放推动对立联结的深处力量或自性。外 1 或内 1 是自我，外 5 或内 3 是对立面，二者交融形成第三者摆放在中心上面。

9．交错技术

让来访者在中心交替摆放代表好和坏的棋子，从而促进内在的整合。

10．凭什么技术

来访者对别人有绝对化的要求，把其对别人的要求放在中心。动力棋咨询师问来访者：别人凭什么就得这么做？来访者摆出各种原因，咨询师表示不同意，把棋子叠在一起，最上面叠放空白棋，再说"凭什么"，让来访者再次摆放原因。一直重复，促使来访者领悟到这是不合理的想法。

11．迫选技术

要求必须在 A、B、C、D 的某个盘中选择 13 个棋子来代表自己的某些经历，从而迫使来访者去面对一些不愿意面对的对立面。

6.3.5 指引动力技术

当心灵整合对立面至一定程度时，自性指引动力便推动着自我寻找生命的意义及存在的价值。如果指引动力发挥顺畅，自我能够感到激动、希望和使命感；如果指引功能受阻，自我便会感到茫然、空虚。因此，动力棋指引动力技术的目的是明确现状、目标及实现方式，使来访者获得对问题初始阶段与最终阶段的理解，并澄清来访者真实的需要与追求。

1．指引阵法

操作步骤 明确现状及所要达成的目标。外 1 摆放代表现状的棋子，中心摆放理想或目标状况，内 1~4 摆放理想实现后的状态。具体讲述实现目标的过程，从外 8 逆时针摆放至外 2。不断讲述实现目标的这个过程，并进行调整。将外 8 代表的意象作为实现目标的第一步，计划落实它的方式。

适用范围 来访者目标比较确定，但是对实现目标的方式比较模糊；存在畏难、犹豫不决的心理。

功能 帮助来访者确定目标，掌握实现目标的方法。

2. 自性之光阵法

操作步骤 曼陀罗盘四周点上蜡烛，让来访者讲述四件能够代表自己心灵最高境界的往事，并选择代表棋子摆放在内 1~4。中间空白棋子叠放自性意象（能够包含四件事情）；外 1、外 3、外 5、外 7 摆放代表激活这些体验的情景的棋子。在外 1 与内 1 上搭桥，摆放具体做法，其他类同。如有可能，在内圈与中心之间也搭上桥。

适用范围 来访者缺乏确认自己境界的力量，缺乏确定目标的勇气。

功能 让来访者认识并确定内在的自性，发现生命的意义。

3. 朝圣阵法

操作步骤 外 1 摆放代表自我意象的棋子；外 5 摆放 2 个空白棋子，然后叠放心中崇拜的神灵或榜样；外 4、外 6 摆放蜡烛并将其点燃；内 1、内 3 及中心摆放代表困难的棋子。要求来访者说："我的神啊，我会用我的生命来接近您！请您接纳我！"请来访者说说如何才是真正的朝圣。

适用范围 来访者心中有明确的目标，但对实现该目标存在畏难心理，动力不足。

功能 让来访者与内在的目标近距离沟通，从而激发实现理想的动力。

4. 灵启阵法

操作步骤 曼陀罗盘四周点上蜡烛，中心摆放 D19 "曼陀罗"，问来访者：如果心中的神灵出现，他会告诉你什么呢？请你与他对话。

适用范围 来访者缺乏内在力量，对自身认识不足。

功能 让来访者获得实现梦想的信心与勇气。

5. 现身阵法

操作步骤 曼陀罗盘四周点上蜡烛，中心摆放 D18 "太极"、D19 "曼陀罗"、D14 "佛珠"及 D22 "蜡烛"（若感觉不够高，可加空白棋子）；内 2~4 摆放各种神性意象；内 1 加空白棋（作为拜台）；外 1 为自我意象。来访者闭上眼睛祈祷，请自性现身于脑海，记住这一意象然后绘制出来，体会该意象对自己的意义。

适用范围　来访者缺乏内在力量，受困于某种现状。

功能　用仪式的方式，让来访者的自性通过意象的形式显现。

6. 洗牌技术

在指引阵法中，将代表实现目标过程的棋子拿走（洗牌），要求来访者重新排列，看看顺序是否有变化。该技术用于促进来访者获得对实现目的的路径的新认识。

7. 一无所有技术

选择13个棋子代表人生最重要的目标，把目标按照一定的顺序进行排列。告知来访者，这些目标一个都无法实现，把这些棋子一个一个翻转过来。最后问来访者：通过这个环节领悟到什么？

8. 生命线技术

让来访者选择生命的起点及终点，起点为外1，终点为中心，按照逆时针的顺序，从外到里延续。问来访者：对生命的意义有什么感悟？

9. 遗产技术

问来访者：若离开了这个世界，你觉得自己为这个世界留下了什么？用棋子代表来访者留下的东西，并摆放好，然后按照重要到不重要的顺序进行排列。该技术可以引发来访者对自身价值及意义的思考。

10. 总结技术

中心摆放B27"爷爷奶奶"，并让来访者想象如果自己老了，会怎样总结这一辈子的经验？这辈子最大的心愿是什么？是否实现了？

11. 墓志铭技术

中心摆放C28"坟墓"，让来访者为自己写一个墓志铭。问来访者：该墓志铭对你有什么启发？

12. 追悼技术

中心摆放C28"坟墓"，外1摆B30"神父"，问来访者：神父在为你（或者是对来访者影响重大且去世了的亲人）做追悼时，他会怎么说？你听完之后，有什么领悟？

13. 送宝技术

中心摆放B29"成就"，让来访者分享自己最成功、最值得骄傲的经验，外周摆放希望分享的人物。该技术用于激发来访者的自尊及价值感。

14. 灾难技术

中心摆放 C24 "灾难"。世事无常，无法预料，有一天地震了，所有的东西都被毁灭掉，一切好的不好的都将消失，问来访者：此时感受如何，最遗憾的是什么？

15. 下辈子技术

外 5 摆放 D32 "佛陀"，随机抽一个棋子作为下一辈子的人生，让来访者想象下辈子的人生会是什么样子。

16. 仙人指路技术

把难以抉择的事情分别放在棋盘中，转动棋盘，随机抓一个棋子，让来访者领悟这个棋子对问题解决的意义。

6.3.6　超越动力技术

当自我找到目标，需要克服各种障碍并实现自身价值时，自性便发挥超越动力，它推动自我不断趋向完整。如果超越动力发挥顺畅时，自我会感到奉献、神圣；如果超越动力受阻，自我便会感到受困、无奈。

1. 超越阵法

操作步骤　超越阵法是在其他阵法的基础上，询问来访者如果目标、方法、技术等超越现状，不断升级，它们会是什么样子。请来访者选择相应的棋子叠放在原有的棋子上面，并思考如果中心不断升级，最终是什么情况，选择棋子不断叠加。

适用范围　来访者对某一问题、方法的认识比较肤浅，希望就某一问题进行更为深入的探索。

功能　帮助来访者从更为深刻的角度认识问题及解决问题。

2. 回溯阵法

操作步骤　选择一个棋子代表问题解决后的状况，并放在曼陀罗盘的中心，再选择一个棋子代表现在的状态。让来访者想象现在问题已经解决了，问来访者：在他人眼中，你有什么变化呢？请将代表棋子放在内圈。然后逆向回溯到现在，想象一下都发生了什么事情呢？请选择棋子，从外 2 摆放至外 8。

适用范围　来访者胶着于当前的状态，失去了解决问题的信心，或者目前解决方法很多，不知从何下手。

功能　帮助来访者更加明确目标状态，从别人的视角引发来访者的改变；通过逆向的方法，寻找解决问题的方法。

3．蟠桃会阵法

操作步骤　中心摆放 D21"宝塔"、D23"星空"，B1"果树"代表蟠桃园；外3、外5、外7摆放代表佛陀、道长、耶稣等神圣人物的棋子；外1摆放代表自己的棋子。想象各位圣人在宣讲生命的意义，当圣人讲完了对人生意义的理解后，让来访者也来谈谈对世界及人生的理解。对来访者说：现在，请你来做一场微型的演讲。

适用范围　来访者缺乏意义感，或者就某些问题非常纠结，难以作出决策。

功能　激发来访者的超越动力，引发其神圣的心理体验，让来访者从更高的角度思考人生的价值及意义。

4．羽化阵法

操作步骤　曼陀罗盘四周点上蜡烛，中心叠放水晶空白棋子，叠放代表智慧老人（或心中崇拜的对象）的棋子。选择代表自我意象的棋子并摆放在外1，请智慧老人教导自我。智慧老人消失，想象自己成为智慧老人（把自我意象叠放在智慧老人下面），并教导大众（选择自己愿意教导的对象摆放在棋盘中，最好包括来访者厌恶的对象）。教导对象被智慧老人感化，感化对象再来分享经验。

适用范围　来访者夸大困难，无法克服；对某些事物存在偏见，无法释怀；存在迷茫、恐惧等消极情绪。

功能　让来访者获得榜样的力量，并把从榜样那里获得的力量传递给对立面，化解矛盾，从而化解问题和困扰。

5．牺牲阵法

操作步骤　要求来访者将他所追求的目标放在中心，罗列为达成该目标所做的牺牲和付出。在外1、外3、外5、外7、内1、内2、内3、内4摆放棋子，使其呈现出十字架形状，内圈的棋子表示重大付出。来访者对他人的付出及支持表示感恩，然后对中心说："为了目标，我无愧于心，无怨无悔。"

适用范围　来访者在实现目标的过程中，由于遇到困难，引发了消极情绪，需要坚定目标。

功能 有效地梳理来访者为了实现目标所付出的努力，学会感恩并坚定目标。

6. 超时空对话阵法

操作步骤 在外 1 摆放 D26 "冥想"；外 3、外 5、外 7 摆放蜡烛；内 2、内 4 摆放空白棋子，中心摆放 D19 "曼陀罗"；在内 2、内 4 与中心之间的第二层叠放两个空白棋子；在两个空白棋上再叠放 D18 "太极"。让来访者通过冥想，邀请想与之对话交流的人，站在"太极"上进行交流。

适用范围 来访者希望交流沟通，但现实中却没有办法与之对话。

功能 让来访者发挥想象力，解答心里的疑惑。

7. 奉献技术

选择自己的成长经历或资源，不断地叠加在中心。问来访者：这一辈子辛辛苦苦的付出，为的是什么呢？请选择一个事物竖叠起来。

8. 灯塔技术

中心摆放空白棋子及 D20 "灯塔"，叠放代表自己意象的棋子在灯塔上方。问来访者：如果是灯塔，愿意为他人做些什么？你的价值是什么呢？

9. 奇迹技术

中心摆放 A26 "哆啦 A 梦"，问来访者：如果发生奇迹，可以突破现有的状况，使得当前变得更加美好，那么奇迹会是什么呢？

10. 攻城技术

中心摆放目标，内圈或外圈摆放代表困难的棋子。哪个困难相对比较容易克服？用什么方法去突破它们？

11. 千面魔王技术

中心摆放 4 个空白棋，上面叠放象征"魔王"的棋子，外周摆放"魔王"所变化的身影，可以结合超时空对话阵法体会"魔王"的用心。该技术用于理解及超越阴影。

6.3.7 开悟动力技术

当个体不断走向完整时，自性推动着自我领悟生命的真谛。如果开悟动力发挥顺畅时，自我会感到豁然开朗、空灵自在；如果开悟动力受阻，自我会感到困惑与执着。动力棋开悟动力技术是为了协助来访者放下执念，获得对空灵的体验，从而得到心灵的自由。

1. 开悟阵法

操作步骤 中心空出来，点上蜡烛。在曼陀罗盘摆出来访者的各种身份认同或追求，请来访者谈谈各种角色或追求的意义。对每个角色说"你是我的马甲，但我绝不是你"，把所有棋子撤掉，说"能包容一切，又不受一切所主宰，才是我的本性"。问来访者：你的感受如何？能否把注意力集中起来，不受这些情绪的影响？

适用范围 来访者比较执着，深受某个角色困扰，心灵不自由。

功能 帮助来访者有效化解各种角色认同所带来的心灵束缚。

2. 时间之轮阵法

操作步骤 中心摆放执着的人或事，外1~8分别摆放从出生到死亡的八个生命阶段。每个阶段的"我"与中心对话，不同阶段的"我"相互对话。

适用范围 来访者比较执着，深受某段关系、某个创伤的困扰，难以从中获得解脱。

功能 通过时间的扩展来化解对某个创伤或事物的执念，从而学会放下或宽容；有效地增强来访者的注意广度，打破狭隘的被动指向。

3. 涵容阵法

操作步骤 随机在棋盘中拿起棋子，放满棋盘，中心空出；要求来访者对每一个棋子认真地说："在生生世世中你是我，我扮演过你但现在，你不是我的全部，我却可以涵容你。"

适用范围 来访者比较执着，深受某个角色困扰，心灵不自由。

功能 有效地增强来访者的同情理解，涵容各种对立面，从而获得心灵自由。

4. 放下技术

摆放代表自己愿望的棋子，代表布袋和尚的棋子放在中间。动力棋咨询师说"必须放下，不能再执着"，然后一一拿走代表愿望的棋子，最后代表布袋和尚的棋子也要拿走。

5. 顺风顺水技术

中间摆放执着的事物，想象从现在开始，你的人生一切顺风顺水，发展非常顺利。外周摆放一切顺利发展时，八个时间段的自我意象。摆放时不断描述是如何顺风顺水的，最后让不同阶段的自我意象来面对过程中所执着的问题。

7 曼陀罗心灵动力棋疗法的初始咨询

动力棋疗法以问题的解决为导向，操作过程高度结构化。根据咨询进展，把动力棋咨询分为初始咨询及后续咨询两个部分。初始咨询与后续咨询在流程及目标上有所不同。本章讲述动力棋的初始咨询。动力棋初始咨询的流程共有六个步骤，分别为：询问问题，理解期待；聚焦问题，明确影响；呈现棋局，自我探索；调整棋局，激发自性；感悟棋局，理清思路；落脚现实，解决问题。

7.1 询问问题，理解期待

问题解决的首要任务就是先确定问题及所要达成的目标。虽然来访者大多带着困扰前来咨询，期望通过咨询获得帮助，但由于受到情绪干扰及错误判断的影响，来访者往往难以提供明确的问题及清晰的目标。可以说，来访者对自己的问题不清楚、目标不明确，可能就是阻碍他们问题解决的重要原因。

为了把握来访者问题的实质，动力棋咨询师要耐心询问来访者关于问题的细节或者具体事件，包括来访者对问题本身的认识、处理该问题所尝试过的方法、运用这些方法的效果及对这些方法的反思等。随着咨询师的引导及来访者的叙述，问题的本质及咨询目标逐渐清晰。具体地说，动力棋咨询师聚焦来访者的问题时，可以这么问：

你好，请问有什么能够帮助到你的呢？
通过这次的咨询，你希望达到什么目标？
咨询结束之后，你最希望收获什么？
你能否用更为精准的词语来描述你所遇到的问题呢？

你所要达成的目标，究竟是什么呢？你能否精准地描述出来？

既然动力棋疗法是以问题的解决为导向，那么来访者什么样的咨询目标才是合适的呢？一般认为，通过动力棋咨询，动力棋咨询师要帮助来访者认清问题的实质、评估问题的影响、寻找解决问题的策略、提高来访者解决问题的信心及忍受挫折的能力。因此，适合动力棋咨询的目标的特征是：心理的、具体的、可控的、积极的以及可检验的，见表7-1。

表7-1　适合动力棋咨询的目标及其特点

特点	适合的目标	不适合的目标
心理的 具体的 可控的 积极的 可检验的	清晰的职业选择 减少对未来的迷茫，明确目标 改善亲子关系，提高沟通技巧 协调家庭与工作矛盾 如何进行印象管理	我希望工资能够翻倍 开心一些，幸福一些 孩子能够听话、懂事 希望不用上班也能拥有足够的财富 让对方对我产生良好的印象

根据临床经验，形成有效及统一的咨询目标是动力棋疗法的重点及难点之一，它是动力棋咨询师与来访者双方不断沟通协调的结果。在这个过程中，动力棋咨询师要耐心地倾听，理解来访者真实的需要。如果来访者对咨询的期待太高，希望通过一次咨询达到难以实现的目标，动力棋咨询师要告诉来访者真实的情况并且调整来访者的期待。调整期待不是直接否定来访者的目标，比较恰当的方式就是把大目标细化，然后共同制定达成大目标的各个阶段的小目标。下面通过一个片断来理解动力棋咨询师是如何帮助来访者认识问题并形成咨询目标的。

来访者：我觉得我的问题就是与男朋友三观不一致。这很困扰我，我不知道是否应该继续和他在一起，如果继续在一起会不会因为三观不一致而导致未来婚姻不幸福？

咨询师：嗯，那你的具体问题是什么呢？

来访者（笑着）：啊！我的问题还没表述清楚啊？我以为很清楚了呢。

咨询师（微笑）：是啊，我的确不是很理解。你能够再准确地表达吗？

来访者：嗯，我的意思是我们的三观不一致。我是来自城市的，他是来自农村的，我们两个人在消费观念上面不一致，我觉得花一些钱无所谓，他却会觉得没有必要，或者说他觉得太贵了。

咨询师（微笑）：那你这次的咨询目标是什么呢？改变你的三观，或者改变他的三观？还是说想知道怎样去磨合？还是其他的呢？（咨询师表明自己不理解是因为有这么多的可能性，这也让来访者思考并判断是哪种情况）

来访者（思考）：嗯，我觉得是磨合更准确一些。

咨询师：那你的问题能否再准确地表达一下呢？

来访者（思考）：嗯，我们在处理金钱问题上面，三观不一致，所以有时候我会有一些不舒服。

咨询师：嗯，能否这么理解：你的问题是你觉得你们的三观不一致有可能会导致婚姻不幸福，会让你们在沟通的过程中出现一些矛盾并让你感觉不舒服，而你不知道如何去化解这些矛盾或不舒服的感觉，所以导致你不知道是否要与他进一步发展。对吗？

来访者（认真点头）：是这样！

咨询师：那能不能说，这次咨询的目的是想看看两人三观不一致时，究竟让你感觉不舒服的是什么？这种不舒服能否转变？

来访者（有些如释重负，感觉被理解）：是的。我觉得三观难以改变。如果能够深入理解这种不舒服，并且能够调整，那我和他可以深入交往；如果实在不能调整，那么就很难再深入交往了。

咨询师（微笑）：那这次咨询的目标是探索所谓的三观不一致带来的不舒服。你确定吗？

来访者（微笑）：我确定。如果能够通过这次咨询，让我了解到这个问题，并能够改变，我会非常满意。

7.2 聚焦问题，明确影响

通过前面聚焦问题的环节，问题及目标已经基本确定。那么，这个问题是否就是需要解决的呢？为了咨询的顺利开展，动力棋咨询师需要得到来访者的确认。动力棋咨询师可以问来访者："这个问题就是我们今天要来探索的吗？你确定吗？"

在得到来访者的确认后，动力棋咨询师需要邀请来访者进一步评估该问题对他的影响。评估问题影响是动力棋咨询的重要环节之一，它对整个动力棋咨询具有重要意义。

表 7-2 评估问题影响的意义

功能	具体意义
提高动力	认识到没有达成目标带来的各种消极影响后，来访者解决该问题的动机就会更加强烈。这无论对后续的咨询进程还是问题解决都具有重要意义
调整目标	在评估影响的过程中，如果来访者发现之前高估了问题的影响，领悟到即使没有达成该目标也不会对自己的生活与工作有太大影响，那么，咨询目标可能会调整
锚定功能	通过打分来锚定来访者对问题认识的初始状态。在后面的咨询环节中，动力棋咨询师通过来访者的自评分析来判断是否达到预期效果。此外，评分对强化来访者解决问题的信心也具有重要的作用
矫正偏差认知	如果在评估的过程中，来访者夸大了问题的影响力、影响范围、影响时间，无法看到自己的掌控力，那么动力棋咨询师就需要调整来访者对现状的客观认识

在评估问题影响的过程中，动力棋咨询师要让来访者评估什么呢？从经验上看，动力棋咨询师要与来访者共同明确问题的三个维度：

（1）客观性。这个问题是来访者主观想象的，还是真实存在的？来访者是否把握了问题的本质？来访者制定的目标是否客观合理？（这个问题有时也可以由咨询师进行评估）

（2）影响力。如果目标无法达成，该问题对来访者有多大的影响？具体可以通过两个方面来评估：第一，影响范围。目标无法达成，该问题对来访者的影响范围有多广？比如影响家庭、工作、人际等。第二，影响时长。无法实现目标，该问题影响的时间有多长，是最近一周、一个月、一年还是一辈子？

（3）控制感。如果没有动力棋咨询师一起来探索问题，那么来访者自己有多大的信心去面对及解决这个问题？

从技术层面来讲，如何评估问题的影响呢？我们建议使用评分的方式来实现。

表 7 - 3　来访者评估问题影响

问题	评分
所制定的目标，你认为实现的可能性有多大？	1 - 2 - 3 - 4 - 5 - 6 - 7 - 8 - 9 - 10
如果目标无法实现，对你的影响范围有多广？	1 - 2 - 3 - 4 - 5 - 6 - 7 - 8 - 9 - 10
如果目标无法实现，对你的影响时间有多长？	1 - 2 - 3 - 4 - 5 - 6 - 7 - 8 - 9 - 10
你自己有多大的信心实现该目标？	1 - 2 - 3 - 4 - 5 - 6 - 7 - 8 - 9 - 10

当来访者在描述及评估问题影响时，动力棋咨询师也要根据来访者相关的描述做进一步的个案概念化。具体来说，动力棋咨询师要准确地分析与定位来访者的问题是处于自我—情结—自性轴心理结构的哪个层面。

85

表 7 - 4　基于心理结构的问题评估

结构	具体问题
自我	自我力量如何？
	对问题的判断是否准确、客观？
	注意力能否集中？咨询目标是否坚定？
	注意广度如何？之前尝试问题解决的方法是否单一？
	灵活性及分配性如何？与预期不一致时，是否能够转变计划？

（续上表）

结构	具体问题
情结	情绪强烈吗？是什么情绪？
	防御机制对问题解决有影响吗？是积极还是消极的？
	偏差认知对问题解决是否有影响？具体有什么影响？
	有无被扭曲的需要？该需要与咨询目标有何关系？
	有无其他达成未完成的需要的方式？
自性	所提出的问题及所要达成的目标，需要发挥自性什么功能？
	处于自性动力哪个阶段？是否影响自性功能的发挥？
	自性功能是否正常发挥？
	来访者的自性阶段可能会怎么发展？

以下是一离异女性的自评结果：

基本情况：离婚多年，一直保持单身，内心渴望爱情和婚姻，却又不敢踏出这一步。她努力工作，把自己的时间安排得满满的，以此让自己不去想这个问题，内心却十分着急，不知道该怎么办。

目标：谈恋爱，组建家庭。

问题客观：8分。

问题影响范围：8分。

问题影响时间：10分。

控制力及信心：2分。

通过来访者的评分，咨询师可以了解该问题是来访者迫切需要解决的，对她的影响非常大。同时，通过评分，来访者的求助动机更加强烈。

在"聚焦问题，明确影响"的过程中，可能会出现一些障碍因素。从动力棋咨询师的角度来看，如果不太熟悉该过程或者没有掌握技巧，就可能花费较长的咨询时间。从来访者的角度来看，可能因为无法明确这些问题而感觉焦虑、迷茫或者沮丧，或者出于各种原因而进行阻抗，甚至会因此迁怒于动力棋咨询师。动力棋咨询师需要以尊重、理解、共情的态度与来访者建立良好的合作关系并争取获得配合。动力棋咨询师可能会使用到以下语句：

嗯，很多人遇到这些问题，都不知所措，我能理解。

是啊！要发现问题的本质的确很不容易，我能感受到你的迷茫与无奈。

一直找不到解决问题的方法，这会很让人沮丧，甚至还会怀疑自己的能力！

我一再让你思考真正的目标，这让你感到生气。可能我太急了，没考虑到你的感受。我非常抱歉，希望你谅解。

我们先找准问题，制定目标，这是解决问题的第一步。万事开头难，后面实施起来可能就会好一些。

当然，在评估问题影响的过程中，动力棋咨询师如果发现来访者对问题影响存在功能失调性的认知时，也可以先处理这一部分的问题。从个案概念化的角度看，这类来访者可能由于受到情结的影响，存在糟糕透顶的灾难性思维。为了解决问题，在这个阶段，动力棋咨询师可以先使用去灾难化的技术帮助来访者减少焦虑。下面是去灾难化的一些技巧：

如果不完成目标，最差的结果是什么？

不完成目标的具体后果如何？

你有什么依据作出这样的结论？

如果发生了，你怎么应对？

最有可能的情况是什么？

如果来访者还是非常焦虑，动力棋咨询师需要对来访者进行心理指导。动力棋咨询师通过共情来表达对来访者的理解，然后明确地告诉来访者，灾难化思维是一种功能失调的认知模式。这种失调的认知会导致来访者难以客观理性地处理问题。因此，该模式的存在就是阻碍问题解决的问题。为了解决现实问题，来访者需要先觉察到这种思维模式。

7.3 呈现棋局，自我探索

明确问题的初始状况及目标，并评估该问题的影响后，接下来的工作就需要探索问题解决的策略及途径。动力棋疗法是通过呈现棋局来协助来访者呈现问题与探索问题解决的策略。"呈现棋局，自我探索"是动力棋疗法承前启后的环节，它包括下面几个操作步骤：

①动力棋咨询师分享个案概念化
②动力棋咨询师获得反馈，统一认识
③动力棋咨询师解释动力棋原理
④动力棋咨询师选择阵法及技术
⑤来访者选择棋子并呈现棋局
⑥来访者描述棋局与目标的关系

第一，动力棋咨询师分享他们对来访者问题的理解或概念化，让来访者知道他们所处的状态。

第二，为了达成共识，动力棋咨询师要用来访者容易理解的方式告诉他们问题所在并获得反馈。如果来访者觉得动力棋咨询师的分析符合他们的判断并感到被理解与支持，他们自然乐意去做进一步的探索；如果他们觉得动力棋咨询师理解不到位，那么动力棋咨询师就要虚心并真诚地邀请来访者表达他们真实的看法。所以，在指导呈现棋局之前，动力棋咨询师与来访者最好能拥有对问题较为一致的看法。

第三，双方达成对问题的共识后，动力棋咨询师要向来访者简要地介绍动力棋疗法的基本原理和治疗过程，让来访者明白摆放动力棋对他们解决问题的意义。通过介绍，可以提高来访者的配合度，并建立起对动力棋疗法的信心。

第四，当来访者明晰动力棋对他们的意义后，动力棋咨询师便根据个案概念化的情况选择相应的阵法或技术。由于来访者的问题及其原因常常是错综复杂的，因此动力棋咨询师最好同时考虑几个不同层面的技术，然后无痕迹地把技术与阵法组合在一起，形成具有针对性的治疗。技术及阵法的组合，详细见第 10 章。

第五，指导来访者呈现棋局。来访者呈现棋局的过程是他们进行自我探索并尝试解决问题的过程。在这个过程中，他们需要去投射、外化、整合甚至内射。当来访者眼球在棋盘两边左右搜索时，这种双侧刺激有助于注意力的转移及分配，甚至提高自由联想的速度。在来访者选中某个棋子后，棋子的图案又会进一步激发他们的联想，而联想又引发更多的联想、情绪、回忆甚至躯体反应等。在这个阶段，动力棋咨询师要以好奇的态度鼓励来访者探索问题，并且对他们的努力进行肯定与表扬。

第六，呈现棋局后，动力棋咨询师邀请来访者讲述其对问题的认识，以及怎么解决问题。根据经验，第一次呈现棋局，来访者对问题解决的领悟往往不够深刻。动力棋咨询师要让来访者不断复述。因为复述过程会使问题的本质及解决的方式越来越清晰。同时，之前的棋局也可能要作相应的调整。

7.4 调整棋局，激发自性

"调整棋局，激发自性"是动力棋咨询最为关键的环节。根据动力棋咨询的经验，由于一开始来访者对问题的加工与认识比较浅，他们尚未真正获得对问题解决的洞见，比如以下情况：

①解决问题的方式不够全面
②解决问题的过程比较粗糙
③方案可行性较差
④需要探索更深层次的问题
⑤需要集中处理某个阻碍
⑥需要更深入地发现问题的症结

当来访者出现诸如此类的情况，为了达成问题解决的目标，他们就需要通过调整棋局来进一步优化思路及策略。棋局的调整可以是来访者自发作出，也可以是动力棋咨询师根据个案概念化的需求要求来访者体验新的阵法或技术。

调整棋局过程中，一些对问题解决起决定性作用的步骤会引发来访者的顿悟（如格式塔心理学家科勒的研究）。调整某个步骤或者领悟某个棋子的意义，很多时候能起到纲举目张或四两拨千斤的作用。我们把动力棋咨询过程中对问题解决起着决定性作用的某个具体问题或情景称为靶问题。

动力棋咨询过程中，动力棋咨询师必须有能力去识别靶问题，从而引导来访者产生顿悟。遇到靶问题时，动力棋咨询师要放慢咨询的节奏。为什么要放慢节奏呢？这是因为放慢节奏能激发来访者的凝聚动力，让他们更能聚焦于靶问题。处于放慢模式，来访者有更多的时间去觉察内心的变化、调整目标或步骤及领悟背后的意义。

在对靶目标进行咨询的时候，动力棋咨询师可以通过下面的问题来协助来访者认识靶问题：

①它与咨询目标之间的关系是什么？它在全局中起到什么作用？

②你确认它的重要性吗？还有没有其他更为重要的问题？

③实现这一步的必要条件是什么？

④什么时候实现它比较恰当？为什么？

⑤具体而言，你如何去实现它？

⑥处理该问题，最好的结果是什么？如果处理不了，最坏的结果是什么？

⑦最有可能的结果是什么？怎么来应对？

由于靶问题对问题解决至关重要，一次的动力棋咨询可能会呈现出几个靶问题。为了强化咨询效果，让来访者在咨询结束后仍能够记住这些靶问题，动力棋咨询师可以让来访者把每一个靶问题的内容、对问题解决的影响、实现方法及步骤记录下来，见表7-5。同时，要求来访者在咨询以外的时间复习这个清单。

表7-5　靶问题清单表

序号	靶问题	对问题解决的影响	实现方法及步骤
1			
2			
3			
4			
5			

在调整棋局的过程中，来访者能否发现靶问题并产生顿悟，这对咨询效果有着至关重要的影响。那么，靶问题及顿悟是如何产生的呢？这与棋局的调整而引发来访者心理世界的改变相关。可以说，由保护阵法、分化阵法到开悟阵法，由画瓢技术、搭桥技术到顺风顺水技术……阵法和技术的演变深刻地改变着来访者的内心结构。

从自性角度而言，随着问题的深入，阵法的演化意味着不断激发来访者问题解决所需要的各种自性功能。具体而言，发现靶问题与自性的分化及凝聚动力相关，而产生顿悟则有可能与整合及指引动力相关。当然，可能某些问题需要发挥来访者的保护动力，有些问题需要发挥来访者的超越动力。从本质上看，问题解决是自性功能在某个具体情境不断螺旋上升并积累经验的结果。

从自我力量的角度来说，阵法的变化意味着来访者注意广度的拓展、灵活度的提高，同时，判断更加准确。换句话说，阵法及技术的改变，本质上就是在激发来访者的自性动力并增强他们的自我力量。而伴随着自我力量的提升，来访者解决问题的能力也在提升。

因此，能否通过动力棋棋局的调整激发与强化来访者的自性动力，是动力棋咨询最为关键的。那么，怎样才能把握好这个关键步骤呢？这与动力棋阵法及技术的选择是否恰当，阵法与技术之间的衔接是否流畅密切相关。所以，在"调整棋局，激发自性"的环节中，动力棋咨询师要依据对来访者的个案概念化选择恰当的阵法和技术并做好它们之间的衔接，尽量使得整个咨询过程自然流畅。

那么，动力棋咨询师如何才能使得阵法及技术衔接恰当呢？动力棋咨询师在衔接阵法及技术时，需要考虑如下因素：

①阵法及技术之间的逻辑性
②阵法与技术是否契合来访者的问题
③来访者对新的阵法及技术是否有足够的心理准备
④咨询师自己对技术及阵法的熟悉程度

7.5　感悟棋局，理清思路

通过呈现棋局及调整棋局，来访者已经对问题的实质、问题解决的策略、问题解决中的关键环节有了比较清晰的认识。然而，此时来访者的领悟可能呈现碎片化的特点，这显然不利于他们运用到现实生活中并解决问题。为了强化和稳固来访者的感悟，动力棋咨询师需要协助来访者进一步理清思路并强化感悟。

那么，如何协助来访者进一步理清思路呢？动力棋咨询师可以让来访者根据棋局的演变过程来总结他们对问题解决的感悟。动力棋咨询师可以这么问："通过动力棋的摆放与调整，你对解决这个问题有什么领悟吗？能否以提纲的形式告诉我呢？"

在临床中，动力棋咨询师需要根据来访者的领悟情况决定后续工作。动力棋咨询师要评估来访者对该问题的态度，例如目标是否坚定，实现目标的步骤是否清晰，克服障碍是否更有信心。如果动力棋咨询师判断来访者的领悟对解决困境的确有帮助，那么就可以指导他们进行下一步的工作，即如何具体落实到现实中；如果判断他们的领悟较为肤浅或生硬，就需要返回之前的操作步骤。来访者领悟的情况及可能的原因，以及应对的策略具体见表7-6。

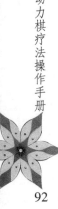

表 7-6　来访者问题解决领悟情况及对策

领悟的情况	可能的原因	应对的对策
已有领悟，并能条理清晰地说明	咨询进展顺利	进行下一步，把领悟运用于现实的问题解决中
已有领悟，但领悟比较生硬，过渡不自然	不熟悉新的模式，难以打破旧有的认知图式，一时转变比较困难	使用催化技术来帮助他们更好地理解问题，提高熟悉度
对大的原则和方向有所领悟，但现实问题仍然无法解决	问题的聚焦不妥当，使得问题比较宽泛，或者没有对靶问题进行工作	寻找更为具体的问题；对靶问题进行进一步的工作
无论是大原则或具体的问题解决过程均没有领悟	个案概念化出现偏差；选择的技术不够精确，或者来访者产生阻抗	与来访者进一步分享个案概念化，请来访者反馈；重新界定问题
问题明显，却未能领悟	来访者悟性较低	用来访者能理解的语言，运用比喻和举例引导，必要时进行心理教育

7.6　落脚现实，解决问题

通过前面各个阶段的咨询，来访者已经坚定了目标，对问题解决也有了深入的认识和领悟。那么，动力棋咨询师要鼓励他们去做现实检验。可以说，聚焦问题、解决问题是动力棋疗法的重要特点。

如何协助来访者把领悟运用到现实生活中呢？总的来说，动力棋咨询师要让来访者从最有把握的步骤开始，并以此作为着力点邀请来访者做具体的计划。为了让计划具有可行性，计划需要明确列出具体的时间、地点、目标及预期。从操作层面看，动力棋咨询师需要使用催化技术和落实技术（具体的技术见后面章节）。

在动力棋咨询中，家庭作业是检验咨询效果行之有效的方法。动力棋咨询师可以把双方共同制订的计划以家庭作业的形式让来访者进行现实检验。在操作上，动力棋咨询师可以让来访者在咨询中先填写动力棋家庭作业表的前半部分，待其完成作业后再填写表格的后半部分，下次咨询时，咨询师与来访者一起讨论作业的完成情况，见表 7–7。

表 7–7　动力棋家庭作业表

具体目标	相关计划
计划完成时间、地点、人物	预期效果
真实效果	
事后感悟	

如果来访者所要解决的问题比较复杂而且需要花费更多的时间，就需要制订更为详细的计划。提高来访者行动力的有效方法是规定一周具体某个时间段要执行的任务、完成的目标、完成的效果。动力棋咨询师可以与来访者一起交流，按照表7-8的内容来细化时间及所要完成的任务。

在布置作业的环节中，动力棋咨询师要充分地评估来访者的时间、精力及心理接受程度等。如果来访者流露出不愿意合作的态度时，动力棋咨询师要认真分析可能的原因并寻找对策，见表7-9。

表7-8　家庭作业计划表

		周一	周二	周三	周四	周五	周六	周日
上午	6：00—7：00							
	7：00—8：00							
	8：00—9：00							
	9：00—10：00							
	10：00—11：00							
	11：00—12：00							
下午	12：00—13：00							
	13：00—14：00							
	14：00—15：00							
	15：00—16：00							
	16：00—17：00							
	17：00—18：00							
晚上	18：00—19：00							
	19：00—20：00							
	20：00—21：00							
	21：00—22：00							
	22：00—23：00							
	23：00—24：00							

表7-9　家庭作业及对策分析

原因	对策
布置的作业太难，超出来访者的能力	与来访者协商，细化目标，降低难度
作业与目标关系不大，或者来访者不理解其意义	聚焦问题，说明该作业与现实目标的关系
没有强调作业对完成目标的重要性	需要一开始就说明，让来访者有准备
作业要求不具体，缺乏操作性	表达形式最好是用行为而不是目标
没有协商，来访者出现逆反心理	需要共同协商，争取来访者合作
没有在咨询中做好预演	对较难的任务进行预演，降低来访者的焦虑感

布置完作业，咨询即将结束时，动力棋咨询师还需要让来访者填写咨询效果反馈表。填写反馈表的目的是给来访者一个表达误解的机会，也是给动力棋咨询师消除误解的机会，从而加强双方的合作关系，以下是咨询效果反馈的一些问题：

①通过今天的咨询，你印象最深刻的是什么？是否记录下来了？
②在今天的咨询中，你是否有想表达却没有机会表达的内容？
③你信任动力棋咨询师吗？你觉得他对你解决问题有帮助吗？
④你愿意完成家庭作业吗？
⑤你是否愿意再来咨询？
⑥如果你愿意再来咨询，你希望讨论些什么呢？

结束咨询时，动力棋咨询师要感谢来访者的信任并且对他们在咨询中的合作进行表扬。

7.7　动力棋咨询前后的工作

以上六个步骤是动力棋咨询的核心过程。不过，完整的接待还包括咨询前的准备工作及咨询后的效果评估。

一般来说，动力棋咨询之前最好收集来访者的一些必要信息，这样有助于动力棋咨询师对来访者进行更为准确的个案概念化。临床中，可以让来访者填写《动力棋咨询信息收集表》，见表7-10。

咨询结束后，动力棋咨询师还需要对咨询过程进行总结。对一些比较困难的来访者，整理咨询记录常常会带来意想不到的收获，比如突然领悟到咨询中的关键点，对来访者的个案概念化更加清晰等。此外，在下次咨询之前，查看《动力棋咨询个案概念化记录表》（表7-11）也有助于动力棋咨询师快速回顾上一次的咨询，从而更快地进入咨询状态。

此外，对那些问题比较复杂的来访者，填写《动力棋咨询个案概念化表》（表7-12）能够帮助动力棋咨询师梳理对来访者的认识。我们建议动力棋咨询师在结束咨询后要抽出时间来完成这张表格，因为它对动力棋个案概念化能力的提升有莫大的帮助。

表7-10　动力棋咨询信息收集表

姓名_____	性别_____	年龄_____	婚姻_____
状态_____	学历_____	工作类型_____	宗教信仰_____

成长史：

主要社会经历：

主要恋爱经历：

主要教育经历：

需要解决的问题：

希望通过咨询达成的目标：

表 7 – 11   动力棋咨询个案概念化记录表

来访者姓名_____   日期_____   会谈次数_____

1. 咨询的议题

2. 咨询目标

3. 会谈的重点内容
（1）
（2）
（3）
4. 个案概念化
问题：

自我：

情结：

自性：

技术及阵法：

5. 家庭作业

6. 是否继续后续会谈：是□   否□

7. 会谈目标及思路

表 7-12　动力棋咨询个案概念化表

问题解决过程		问题现状	目标状态	条件或技术
问题分析				
心理结构				
自我	力量			
	类型			
	功能			
情结	情绪			
	认知			
	需要			
自性	情感			
	意象			
	阶段			
	功能			

8 曼陀罗心灵动力棋疗法的后续咨询

与初始咨询相比,动力棋后续咨询的结构有所不同。它分为五个步骤:询问进展,获取信息;回顾作业,检验效果;根据需要,排序议题;工作议题,深入探索;布置作业,强化效果。本章重点讲述动力棋后续咨询的操作过程。

8.1 询问进展,获取信息

第二次及之后的动力棋咨询,首先要询问来访者最近一周的进展及感受。询问进展一方面可以传递出动力棋咨询师对来访者的关心,另一方面也方便进一步评估上次咨询是否使来访者的自我力量及现实功能有所变化。

有了初始咨询的经历,来访者已经理解并熟悉动力棋问题解决的取向。因此,动力棋咨询师应直接面对问题并有意识地引导来访者一起深入问题的本质。动力棋咨询师可以这么提问:

上次咨询之后,你觉得问题有什么进展呢?

你希望我们这一次一起来解决什么问题呢?

能否以提纲的形式告诉我这周你想探索的问题都有什么呢?

在"询问进展,获取信息"的环节中,动力棋咨询师应详细地询问来访者与问题相关的进展,从而找准需要咨询的话题。在这个环节中,最好的方式是商定议题而非一开始就深入某个问题。为了获取议题,可能会用到内容反应、命名、封闭式的提问及打断来澄清来访者的问题。我们通过表8-1来举例说明如何使用这些技术。

表 8-1　获取议题的技术

技术	语言
内容反应	你刚才描述为了与上级处理好关系，这周做了大量的努力，但仍觉得效果不太理想，希望进一步探讨
命名	你刚才描述为了与上级处理好关系，这周做了大量的努力，但是效果不太理想。我们先把它称为优化关系，你看怎么样
封闭式的提问	你刚才描述为了与上级处理好关系，这周做了大量的努力，但是效果不太理想，是这样吗
打断	好的，我明白了。我们一会儿再来深入探讨你与上级的关系。现在，我们先列出这次咨询所要探讨的议题。你觉得还有没有其他要探讨的问题呢

获取信息的环节中，从心理类型的角度看，思维型的来访者比较倾向使用罗列议题的形式；情感型的来访者可能会比较坚定；直觉型的来访者可能会天马行空，提供的材料比较散乱；感觉型的来访者则容易陷入细节的描述。那么如何提高咨询的效率呢？在来访者许可的情况下，动力棋咨询师可以帮助来访者总结并列出本次咨询所要处理的问题。

8.2　回顾作业，检验效果

家庭作业是检验动力棋咨询效果的重要指标，也是检验动力棋咨询师对来访者个案概念化是否准确的重要现实依据。回顾来访者作业完成的情况，是动力棋后续咨询的重要环节。

在询问进展的过程中，有些来访者会主动谈及家庭作业的完成情况，有些则可能没有意识到需要主动与动力棋咨询师交流家庭作业方面的信息。如果来访者没有主动谈及家庭作业的完成情况，动力棋咨询师则要主动邀请来访者一起回顾，并告知来访者回顾作业是为了评估及检验上次咨询的效果。具体可以这么说：

①好的，在我们进入这周的议题之前，先来回顾上次家庭作业的完成情况。你能告诉我家庭作业完成的具体情况吗？

②嗯，我非常乐意跟你一起分析家庭作业的完成情况。我们一起来看看哪些地方做得顺利，哪些地方需要进一步加强的。

③我们先来回顾一下家庭作业，这样做是为了检验上次的咨询效果，看看哪些地方达成了目标，哪些地方还需要一起努力。

在回顾家庭作业的过程中，如果来访者通过完成家庭作业验证了领悟，动力棋咨询师就要及时肯定来访者的努力及成长，并且引导来访者进一步探索完成靶问题的意义。此外，动力棋咨询师还要鼓励来访者将该领悟迁移到其他情景中或者内化成为积极的品质。如果来访者没有完成家庭作业，或者经检验发现领悟对解决问题帮助不大，那么就需要与来访者一起反思可能的原因，并且进一步探索问题解决的其他方法。领悟与否，动力棋咨询师可以提出一些问题协助来访者进一步思考，见下表。

表8-2　协助来访者检验领悟的技巧

验证领悟时	否定领悟时
顺利完成作业，你具体是怎么做到的？	嗯，作业完成不了，你能想到的原因是什么呢？
顺利完成这些作业，你觉得对达成咨询目标有什么样的意义？	作业完成的效果没有预期中理想，对你达成咨询目标有什么影响呢？
顺利完成作业，对你以后解决新的问题有什么启发呢？	没有验证你上次的领悟，现在你的心情如何？你是怎么看的？
顺利完成作业后，你现在对达成咨询目标有没有新的认识？	没有验证上周的领悟，你对咨询的效果怎么看？
完成作业，给你带来了哪些成长呢？	

回顾家庭作业，检验咨询效果，这是动力棋咨询"承上启下"的重要环节，因为它确保了整个咨询过程的连贯性。可以说，回顾作业一方面为动力棋咨询师和来访者提供了检验咨询效果的机会；另一方面也可以深化咨询的进程，发掘出更多新的、更为本质的问题。因此，动力棋咨询师要重视回顾家庭作业在动力棋咨询中的作用，并把它作为每次咨询的常规工作。如果没有把回顾家庭作业作为咨询的常规流程，则会有如下后果：

①来访者不重视家庭作业

②给来访者提供逃避解决问题的机会

③降低了动力棋咨询师的威信

④咨询效果难以落到实处

⑤无法评估咨询效果

⑥难以达成咨询目标

当然，回顾家庭作业需要多长的时间，要结合具体的情况来确定。恰当地把握时间，体现了动力棋咨询师的功力及把握咨询节奏的艺术。

8.3 根据需要，排序议题

询问来访者新一周的进展，可能引出遇到的新问题，而回顾家庭作业的完成情况也可能引出需要探讨的问题。那么，如何安排咨询议程呢？

一般而言，动力棋咨询议程的安排以来访者问题的急迫程度及深入问题实质的程度为主。具体来说，如果来访者有突发或紧急需要处理的问题则应将其列为本次咨询首要探索的议题；如果没有紧急问题，则以继续深入探讨之前呈现的问题为主。

虽然排列议题非常重要，但并不意味着议题不可更改。咨询的进程常常充满未知及变数。有时随着咨询的深入，议题的内容或顺序可能与预设不同：来访者可能化解了某个核心问题，其他问题也就迎刃而解了；或者出现更为本质且需要深入的问题；又或者来访者突然想起了更为紧迫的事情。这时，动力棋咨询师就需要根据经验进行处理，回到原有的预设议题或让来访者继续探索新的议题。当来访者改变议题时，动力棋咨询师需要提醒他们并尊重他们的选择。

当然，排序议题的工作是动力棋咨询师与来访者共同商量的结果。如果议题比较多，根据以往的经验一次咨询难以完成，动力棋咨询师可以建议把一些不太急切或不太重要的问题安排在下次咨询。在罗列排序议题的环节中可能会用到的技巧如：

今天你觉得需要在咨询中一起来探讨四个问题，你觉得我们以什么顺序来探讨，效果比较好呢？

刚才列出了五个需要在咨询中探讨的问题，根据以往的经验，可能一次咨询不能完成这么多的探索。你看看是否有些问题我们今天讨论，有些问题下次再来交流？

嗯，你刚才谈及的话题没有列入今天的议题之中。你觉得我们是继续深入这个话题呢，还是回到我们原定的议题上？我想征求你的意见。

在动力棋咨询过程中，动力棋咨询师也可以利用表8－3，与来访者一起商定咨询的议程，从而帮助来访者明确咨询的议题。

表8－3　安排议题

议题内容	咨询结果

8.4　工作议题，深入探索

"工作议题，深入探索"是动力棋后续咨询工作的重点，其目的是通过深入探索问题的实质，发现解决问题的有效方式，以此提高来访者解决问题的自我效能感。可以说，后续咨询的效果往往取决于这个环节的工作质量。

从总体上看，后续咨询的议题分为两类：原有问题需要深入；新的问题需要探讨。针对这两类不同的问题，动力棋咨询师工作的重点也有所不同。针对新旧两种问题，动力棋咨询师的工作重点有着明显的区别，具体见表8－4。

表8-4　针对新旧问题的工作策略

原有问题	新的问题
之前的问题是需要深入还是尚未解决？	新的问题与之前的问题是否有关系？
该问题是否因时间关系而没来得及处理？	问题的实质是什么？
来访者是否有阻抗？阻抗的原因是什么？	是否需要动力棋咨询师修正对来访者原
来访者意识到自己的阻抗吗？如何突破	有的个案概念化？
阻抗？	来访者要达成什么样的目标？
如何将这一部分纳入对来访者整体的个案	如何解决它？
概念化中？	选择什么样的阵法和技术比较合适？

在工作议题的过程中，动力棋咨询师要根据来访者的问题决定是否继续使用动力棋，还是需要结合其他的心理疗法。动力棋咨询是以问题解决为导向的。为了达成咨询目标，动力棋咨询师应当根据来访者的问题灵活使用各种咨询技术。也就是说6~12次的动力棋咨询里并非每一次都要用到动力棋。

如果使用动力棋来进行咨询，则后续咨询不需要完全依照初始咨询的操作流程。后续的动力棋咨询主要步骤是呈现棋局、调整棋局。在操作要点上，虽然这两个步骤与初始咨询的流程基本一致，但在目标及技术上有所不同，见表8-5。

表8-5　初始咨询与后续咨询使用动力棋的比较

	初始咨询	后续咨询
目标	聚焦某个具体问题 评估该问题的影响 增强自我力量 形成应对策略 化解问题	围绕核心问题，探索相关事件 减少或消除情结对系列事件的影响 自性动力提升 自我力量增强 能力得到强化并迁移至相关领域
技术	锁定某个问题，仅以动力棋为主 重点在于动力棋阵法及技术的选择和组合上	以解决问题为主，综合使用各种心理咨询技术 重点在于动力棋疗法与其他疗法的有效结合

与 次咨询强调问题解决不同，6~12次的动力棋咨询的目标除了协助来访者解决特定问题，还应该着眼于来访者内心的成长。动力棋咨询师在咨询中要思考：来访者的自我力量是否有所增强？情结的影响是否有所降低？自性动力的发挥是否更加顺畅？他们解决问题的能力是否有所增长？

为了评估与强化动力棋的咨询效果，动力棋咨询师还需要请来访者对各种议题进行总结和回顾。动力棋咨询的回顾与总结包括对每一次咨询的总结，也包括对整个咨询过程的总结。

每次动力棋咨询的总结，动力棋咨询师工作的要点是对商定议题的总结。总结的内容包括来访者的感悟及反馈。议题总结的顺序可以按照原定的议题顺序或者来访者领悟的深度来总结。在技术操作上，咨询师可以使用议题表，就表中每个议题与来访者进行总结，也可以对着棋局进行总结，或咨询师提问，来访者自己进行总结。读者可以参考表8-6的提问，邀请来访者进行总结。

表8-6　结束总结的方式

方式	例子
获取反馈	你能否告诉我，今天议题的探索哪部分对你有帮助，哪个部分帮助不大呢？
框架总结	今天我们谈了三个议题，分别是如何向父母表达你的看法，怎样减少你们之间的冲突，以及放假回家你具体要怎么做。我们得出了一些具体的方法。
鼓励来访者	感谢你对我的信任！你非常真诚地跟我分享了这么多的经历。这非常需要勇气！
注入希望	我们今天的咨询，又进一步探索了相关的问题，对咨询目标也越来越清晰。通过共同的努力，我想我们可以达成目标！
授权来访者	下次会面，你希望就哪些议题再进行深入的讨论呢？
分享概念化	今天我们探讨了你在交往中情绪的自我隔离，这或许是人在自我较弱小时的一种自我保护。我们害怕受到伤害，所以不敢去表达自己的情感。随着自我的成长并有了保护自己的能力，情况就会发生变化。

当整个咨询过程结束，咨询师可以让来访者谈谈他们在动力棋咨询过程中的收获与成长，是否达成咨询的目标，以及对以后发展的想法等。同时，咨询师还要进一步强化来访者的成长、感谢来访者的合作与努力并且祝福来访者等。

从技术上看，当整个动力棋咨询疗法结束，动力棋咨询师可以通过呈现一系列棋局，让来访者回顾整个咨询过程中的心路历程。与谈话疗法相比，棋局作为一个稳定的客体，更容易从视觉上看到自我的成长。同时，将咨询的过程以照片的形式保存下来，可以作为一种有效的回忆线索，在来访者遇到类似的问题时可以激活相关回忆，从而增强其解决问题的自我效能感。

8.5　布置作业，强化效果

动力棋咨询强调动力棋咨询师教育与引导的作用，又重视来访者自己解决问题的能力。那如何让来访者高效地吸收并消化咨询的成果呢？可以说，家庭作业是巩固与提高动力棋咨询效果非常重要的方式。

动力棋咨询的家庭作业有很多种形式，如何选择有效的形式呢？可以说，选择哪种形式取决于来访者作出总结时对问题解决的感悟程度。为了强化来访者在咨询中的感悟，可以让来访者写咨询感悟或咨询日记；为了检验感悟是否有助于问题解决，可以通过行为实验进一步验证。如果来访者未能领悟，则可以由来访者记录当其处于问题情境中的真实心理。

在具体操作上，动力棋咨询的家庭作业都有什么形式呢？动力棋咨询中几种常用的家庭作业形式，见表8－7。

表8－7　家庭作业的类型

制订计划	问题的解决需要从现状到目标状态，一步一步去实现，这就要求有时间规划及管理的能力。制定详细的日程表对减少焦虑、实现目标具有好处
行为检验	要求来访者把咨询中的领悟及计划，在现实生活中进行检验

技巧练习	要求来访者在咨询之外的时间，练习他们在咨询室中所得到的某些技巧，比如放松技术、沟通技巧等
相关阅读	让来访者阅读与问题解决相关的书籍并做笔记，能够帮助他们从他人的经验中获得解决问题的技巧
准备议题	让来访者记录问题解决过程中没有预估到的问题，作为下一次咨询的议题，从而提高咨询效率
曼陀罗绘画	绘画可以激发来访者的自性动力，化解来访者的情结。对某些自性阶段较低、自我力量薄弱而且情绪比较强烈的来访者，非常适合。它可以大大地提高动力棋咨询的效果
记录日记	记录日记包括咨询日记或者相关问题解决的日记。记录的过程也是反思的过程，这对来访者优化问题解决的思路有帮助
自我管理	问题的解决需要来访者从行为上做出努力，有时候还要学会自我管理。自我管理包括下面几个步骤：①作出采用自我管理的决定；②定义靶行为及对抗行为；③建立目标；④自我监督；⑤功能性评估；⑥选择适宜的自我管理方法；⑦变化评估；⑧重新评估自我管理方法；⑨连续性实施
寻找支持	来访者解决某些问题，需要其他人的协助，包括合作或出谋划策等。动力棋咨询师可以把这个作为作业，让来访者去完成

曼陀罗心灵动力棋疗法操作手册

9 曼陀罗心灵动力棋技术：催化技术及团体技术

来访者要把领悟运用于现实，这常常涉及他们的计划能力及执行力。动力棋催化技术就是要增强来访者的计划能力及执行能力，帮助他们将感悟运用到现实中，增强他们的现实检验能力及解决问题的能力。此外，动力棋的团体技术也有助于提高来访者自我的现实功能。本章具体介绍曼陀罗动力棋的催化技术及团体技术。

9.1 动力棋催化技术

动力棋催化技术分为强化技术及落实技术两个部分。强化技术帮助来访者深化对问题本质及解决问题方式的领悟；而落实技术则帮助来访者把咨询中的领悟一步一步地运用于现实并解决问题。

9.1.1 强化技术

1. 复盘技术

操作步骤 咨询师要求来访者把棋盘中的棋子清空并把棋子放在一边；咨询师让来访者重新讲述该问题或解决问题的方法，边讲述边摆放棋子（允许改变棋子）；在不断复盘的过程中，让来访者修通阻碍点并理顺思路。

适用范围 当来访者对所要咨询的问题有所感悟，但感悟还比较生疏或理解仍然肤浅时。

功能 有效帮助来访者更好地梳理问题的本质，加深其领悟。

2. 复述技术

操作步骤 要求来访者复述棋子的摆放过程，再尽可能细致地复述这个过程；对来访者在复述过程中新加入且具有重要意义的内容进行讨论。

适用范围 当来访者的描述比较含糊不清，但又有可能隐藏着关键的信息时。

功能 通过复述棋子的关系或摆放过程，使来访者思路越来越清楚。

3．写日记技术

操作步骤 让来访者在咨询结束后把咨询的过程及领悟用日记的形式写下来，要求记得越详细具体越好，特别是动力棋的操作过程及感悟。

适用范围 当来访者的描述比较含糊不清、领悟深度不够、对问题的认识或解决问题的信心不足时。

功能 深化来访者对问题的认识，增强来访者解决问题的信心。

9.1.2 落实技术

1．打分技术

操作步骤 来访者调整棋局，形成计划后，咨询师让其依据可行度、难度等方面，对落实计划的各个环节或途径进行十级评分，具体讲述对难度和可行性的理解。

适用范围 来访者虽然对问题有所领悟，也涉及了解决问题的方法，但关于问题解决的方法仍比较粗糙，不够精细。

功能 让来访者更好地把握问题解决的突破口。

2．打地基技术

操作步骤 为了提高计划的可行性并降低任务的难度，让来访者讲述难度较大的事情；降低期望或者细化目标；罗列一些具体事情来实现该步骤；选择棋子放在它们的下面。

适用范围 来访者觉得虽然找到了解决问题的方法，但是计划实现起来仍有较大困难，存在畏难心理，不敢踏出第一步，内心存在无力感。

功能 让来访者减少心理压力，提高来访者解决问题的信心。

3．定计划技术

操作步骤 调整棋局之后，要求来访者寻找最能表现现状（或者是难度最低、可行性最高）的棋子，选择一件最容易完成的事情（最简单的一小步）作为当前目标，为这个目标制订更为详细的计划（包括具体的时间、地点及方式等），将此计划作为家庭作业。

适用范围 来访者觉得虽然找到了解决问题的方法，但方法相对还不够细致，因而缺乏行动力。

功能 提高来访者完成计划的行动力。

4. 家庭作业技术

操作步骤 与来访者讨论对家庭作业的态度及想法；检查家庭作业的完成情况；了解来访者对完成情况的态度及认知。

适用范围 有了计划，需要来访者认真落实计划的具体内容。

功能 强化完成的效果或再次探讨阻碍问题解决的实际因素。

9.2 动力棋团体技术

动力棋不仅可以用于个人，还可以运用于团体，比如亲子、夫妻、企业团队。

9.2.1 恋爱家庭类

1. 添砖加瓦技术

操作步骤 夫妻双方讲述对家庭及自身角色的认识，在曼陀罗盘的中心摆放 B26 "饭桌"，夫妻双方在外 1 及外 5 摆放自我意象，讲述自己对家庭的贡献并叠加在外 2、外 8 及内 1 和外 4、外 6 及内 3 上；当一方有贡献时，另一方应当说"谢谢你为家庭所作出的贡献"；相互分享这个过程中的感悟。

适用范围 夫妻双方；双方抱怨对方的贡献不够，家庭出现矛盾时。

功能 有效地帮助夫妻双方认识到对方在家庭中的付出。

2. 懂你技术

操作步骤 先跟恋人双方介绍该技术的目的是提高双方对彼此的认识，在曼陀罗盘中心摆放 A29 "读心术"；一方（A）通过棋局来呈现最近的心理状态，摆放后，另一方（B）来解读棋局；A 对 B 的理解进行反馈；双方就彼此的理解进行深入的交流。

适用范围 恋人双方；双方在沟通或交流上面出现障碍，导致关系上的问题时。

功能 有效地评估并提高双方相互理解的能力。

3. 比心技术

操作步骤　咨询师根据夫妻双方的情况，要求一方（A）摆放自己的性格特点（理想、爱好、心灵扫描等）然后拍照；要求另外一方（B）根据理解摆出对方的心理特点；之后转换角色，B 摆放自己的心理并拍照，由 A 来摆放 B 的心理；比较两者之间的相似情况；然后讨论彼此间的熟悉及默契程度。

适用范围　夫妻双方；彼此之间沟通较少、理解不够深入时。

功能　有助于提高夫妻双方的理解及默契程度。

4. 双喜技术

操作步骤　双方选择代表各自自我意象的棋子分别摆放在内1及内3；双方交替讲述最近让自己有积极体验的事情，无论大小；分别用棋子来表示这些事并分别摆放在外1、外2、外8及外4、外5、外6；分别找出一件最高兴的事情放在内2与内4；看看价值观是否一致，如果一致，把相同的价值观放在中心。

适用范围　恋人、夫妻双方或亲子间；相互之间存在矛盾、相互理解与包容程度较差时。

功能　提高幸福感，增加彼此间的沟通，理解彼此的价值观。

5. 送礼技术

操作步骤　双方对坐；咨询师要求双方在不交流的条件下，选择一个礼物（用棋子代表）放在对方位置上（外1与外5）；双方交流送礼物的原因及收到礼物时的真实感受；双方再送一次礼物；继续交流。

适用范围　恋人、夫妻双方或亲子间；彼此不能很好地理解对方的需要时。

功能　增强双方之间的理解；加强彼此之间的沟通。

6. 家庭医生技术

操作步骤　选择家里的一位成员充当家庭医生，其他成员按照家庭医生选择的阵法或技术来下棋；其他成员发表感受；家庭医生总结并鼓励每一位成员；下一期轮换家庭医生。

适用范围　家庭；彼此不能很好地理解对方的需要、期望家庭更加融洽或想培训孩子的心理技能时。

功能　增强家庭和谐及亲子沟通；加强彼此间的理解及信任。

7．家庭剧场技术

操作步骤 选择一位家庭成员充当导演；其他成员选择代表自我意象的棋子（也可以是图腾意象），按照棋子的形象进行雕塑；导演以此编剧；家庭成员一起分享感受。

适用范围 家庭；期望家庭更加融洽或想提高孩子的创造力时。

功能 增强家庭和谐及亲子沟通；加强彼此间的理解及信任。

9.2.2 团队类

1．巴比塔技术

操作步骤 协商共同的目标，用棋子代表并摆放在中心；4人选择代表自我意象的棋子，分别放在外1、外3、外5、外7；讨论如何更好地实现这个目标；每人讲述愿意为目标作出的贡献与付出，用棋子代表并摆在内圈对应的位置；考虑顺时针下两两之间如何合作，最佳合作方式是什么。

适用范围 4人；有目标，需要加强团队沟通能力及合作意识的小组。

功能 帮助团队成员形成准确清晰的共同目标，理解自己在团队中的贡献，学习表达观点与沟通，提高团队合作意识。

2．承担技术

操作步骤 每个人选择一个代表自己意象的棋子；在中心及内圈放置棋子；讨论谁放在中心，为什么选择摆放在中心，为什么选择不放在中心。

适用范围 5人；团队成员对领导者角色的认识不足，存在某种恶性竞争时。

功能 提高小组成员对团队领导者角色的认识，增强成员的承担意识，明确小组成员的责任意识。

3．出谋划策技术

操作步骤 在中心摆放共同目标，团队一起思考如何达成目标；在外周摆放实现方式，调整顺序及方式；一起讨论交流。

适用范围 不限制人数。

功能 增强团队凝聚力，集思广益，提高成员的存在感及参与度。

4. 锦上添花技术

操作步骤 一人摆放实现目标的想法；其他人对棋盘给出建议，使得实现该目标的方法更加成熟；小组循环，使每个人都能得到他人的建议。

适用范围 4~8 人。

功能 优化目标及途径，增强团队的互助精神，提高团体的凝聚力。

5. 人人为我技术

操作步骤 在团体咨询中，需要团体提供帮助的成员提出申请；团体成员同意给予申请者支持；用动力棋呈现他的问题及相应的方法；其他成员听完之后，按照顺序对棋盘进行修改（可以换棋、调换步骤）；申请者对其表达感谢。

适用范围 不限制人数；成员有特殊需要，想获得其他成员帮助时。

功能 获得社会支持，提供利他技能，提高团体凝聚力。

6. 团队 LOGO 技术

操作步骤 讨论所属团队的灵魂是什么，用一颗棋子（也可以是多颗棋子的组合）来表达并放在中心；每人拿一个代表自己的棋子放在棋盘中，形成一个完整的棋局。

适用范围 2~12 人；需要提高团体的凝聚力时。

功能 增强团体的认同感及归属感，提高团体的凝聚力。

9.2.3 综合类

翻译技术

操作步骤 咨询师把对来访者的理解呈现在棋盘中；来访者猜咨询师所表达的意思；咨询师阐述自己的理解。

适用范围 咨访关系；来访者经常误解咨询师时。

功能 澄清咨访关系中的问题。

10　曼陀罗心灵动力棋的技术整合

在临床咨询中，单一的阵法及技术对于复杂的问题而言可能会因"药量"不够而导致效果不显著。因此，咨询师要根据来访者的个案概念灵活整合各种阵法及技术来达成心理咨询目标。动力棋咨询过程中的技术整合包括三个方面的内容：阵法及技术整合的模式、动力棋咨询与相关技术的整合以及动力棋技术与问题解决的关系。本章就这三个方面的内容进行重点探索。

10.1　阵法及技术整合的模式

动力棋咨询的技术有 100 多种，每一个阵法及技术如同一味中药。虽然它们有着各自不可替代的功能，但动力棋真正的威力在于这些阵法及技术的组合，它们如同中医方剂用药的君臣佐使。如何组合各种阵法及技术来发挥出动力棋的效果呢？我们总结出三大模式：自我—情结—自性轴模式、情绪组合模式及问题中心模式。

10.1.1　自我—情结—自性轴模式

自我—情结—自性轴模式是动力棋咨询的主要模式，也是本书技术及阵法的呈现形式。该模式基于心理结构的模型而建立，是个案概念化的自然延伸。我们已经知道个案概念化是动力棋咨询的关键环节，是咨询师必备的能力，是咨询师全面深入理解来访者的基础。以自我—情结—自性轴为基础的模式在个案概念化的基础上，让咨询师快速有效地使用各种阵法及技术。在实际操作中，咨询师的操作步骤见表 10 - 1。

表 10 - 1　基于自我—情结—自性轴的阵法及技术组合策略

收集材料，确定层面	要根据自我—情结—自性轴结构来全面分析来访者，评估并确定其问题所处的层面
选择相应阵法及技术	根据问题所涉及的层面及自性动力，选择相应层面的阵法及技术，对阵法及技术进行排列
根据变化，再评估	根据来访者所呈现的棋局及问题的变化，对来访者再进行个案概念化
灵活变化	选择相应的阵法及技术
循环重复，解决问题	根据对来访者的个案概念化，重复前面的步骤，不断地使用及调整各种阵法及技术直至问题解决

自我—情结—自性轴模式以来访者为中心，根据其所提出的问题性质及问题解决过程，灵活组合各种阵法及技术。这种模式最能体现咨询师在动力棋咨询中运用阵法及技术的针对性及灵活性。可以说，这是每一位优秀动力棋咨询师所必备的能力。

不过，对于不太熟悉理论或者个案概念化不够准确的咨询师，这种模式运用起来相对比较困难。对于初学者而言，我们建议不妨从经验入手，选择以下两种模式。

10.1.2　情绪组合模式

情绪组合模式需要从来访者较明显及突出的情绪入手，并选择及组合各种阵法及技术。因为认知、情感及意志具有整体性，强烈的消极情绪会扭曲来访者的认知并降低他们对现实功能的适应；对某些来访者而言，强烈的情绪本身就需要在咨询中进行处理。

对于使用动力棋来处理某些常见的情绪，我们已经在临床实践中积累并总结出了比较成熟的模式。根据不同的情绪，我们推荐一些常用的阵法及技术组合模式供读者参考，具体见表 10 - 2。

表 10 – 2　以情绪为主的阵法及技术组合模式

情绪名称	阵法及技术组合模式
焦虑	成功之道技术 + 望远镜技术 + 一锤定音技术 分化阵法 + 指引阵法 + 总结技术
恐惧	保护阵法 + 分化阵法 + 歪理邪说阵法 降魔阵法 + 超时空对话阵法 + 羽化阵法 + 画瓢技术
抑郁	图腾技术 + 擎天柱技术 + 彩虹技术 分身阵法 + 灾难技术 + 蟠桃会阵法
哀伤	晚宴技术 + 感恩技术 + 奉献技术 埋葬技术 + 开悟阵法
愤怒	打叉技术 + 敲打技术 + 时间之轮阵法 否定技术 + 归因阵法 + 墓志铭技术
内疚	镣铐技术 + 心灵聚焦阵法 + 感恩技术 晚宴技术 + 赞美技术
情感隔离	心灵聚焦阵法 + 超时空对话阵法

　　总的来说，情绪组合模式的思路是以来访者比较强烈易见的情绪作为突破点，通过各种阵法和技术的组合帮助其先化解情绪，然后改变认知，最后达成咨询目标。这种组合模式相对比较容易把握，对那些对情感把握比较准确的咨询师尤为适合。

10.1.3　问题中心模式

　　来访者咨询的问题主要范围有婚恋、生涯规划、自我认识、人际沟通、危机干预及开发创造力等。

　　根据动力棋咨询的实践经验，我们总结出常用的模式供读者参考，见表 10 – 3。

表 10 – 3　以问题为中心的阵法及技术组合模式

问题	阵法及技术组合模式
婚恋	单人：中庸阵法 + 誓言技术；整合阵法 + 总结技术 双人：添砖加瓦技术 + 双喜技术；送礼技术 + 懂你技术
生涯规划	分化阵法 + 指引阵法 + 追悼技术 生命线技术 + 类型技术 + 送宝技术
自我认识	年轮阵法 + 扫描技术 凝聚阵法 + 遗产技术
人际沟通	收纳阵法 + 模仿技术 撑伞技术 + 雕塑技术 + 凭什么技术
危机干预	心灵聚焦阵法 + 保护阵法 + 法器技术 安全岛阵法 + 千面魔王技术 + 羽化阵法
时间管理	指引阵法 + 7 天技术 + 家庭作业技术
开发创造力	抓周阵法 + 下辈子技术 + 涵容阵法
亲子	送礼技术 + 家庭医生技术 画瓢技术 + 图腾技术 + 家庭剧场技术

　　总的来说，问题中心模式符合动力棋咨询解决问题的特点，它能够比较快速地解决来访者的问题，从而提高咨询的效率。不过，如果缺乏对来访者基本的个案概念化，仅仅照搬这些模式进行咨询，就不能起到咨询的作用。因为没有具体问题具体分析，来访者就难以找到靶目标，无法对问题解决产生顿悟。

10.2　动力棋咨询与相关技术的整合

　　动力棋心理疗法无论从理论、目标还是技术上看，都具有很好的兼容性，它能够与心理咨询其他流派的理论及技术相互融合。

　　从理论上看，动力棋咨询以自我—情结—自性轴作为个案概念化的基础，它涉及人的意识、个体无意识和集体无意识三个层面的内容，因此动力棋咨询的理论基础具有很强的包容性。

　　从目标上看，动力棋咨询是以目标为导向的心理疗法，因此它并不排斥其他心理咨询的技术。换句话说，动力棋咨询如同一个以个案概念化为基础的平台，它可以与其他的技术融合使用来实现问题解决的目标。

从技术上来说，动力棋咨询中的阵法与技术是基于自我—情结—自性轴的结构所开发而成的技术体系，因此动力棋疗法拥有一套完整的咨询体系，包括咨询步骤、阵法及技术等。很多其他的心理咨询技术只针对某一类问题或症状而成立，比如眼动脱敏再加工运用于创伤治疗、认知行为疗法运用于抑郁患者、DBT运用于边缘型人格障碍等。因此，其他的技术可以成为动力棋心理疗法的辅助技术。

在这里，我们主要介绍一下在动力棋咨询中，哪些技术与方法可以与动力棋相融合从而更好地达成问题解决的目标，具体见表10 - 4。

表10 - 4　动力棋疗法与其他心理咨询方法的整合

相关疗法	整合
曼陀罗绘画疗法	用于释放强烈情绪；作为家庭作业增强自性动力及情绪压力管理能力
沙盘游戏	用于放松压力；对于儿童或神经衰弱患者起到辅助作用
舞动治疗	来访者有强烈的情绪时，可通过舞蹈动作来表达这些情绪；通过舞蹈节奏及动作的改变扩展其注意广度及灵活性
认知行为疗法	对于某些存在功能失调的负性认知的来访者，可以让其以家庭作业的形式填写认知表格
眼动脱敏再加工	对于具有严重创伤后应激障碍的患者，在动力棋咨询中，可以采用眼动脱敏再加工的双侧刺激技术来缓解症状
行为矫正技术	采用行为矫正技术，帮助来访者进行放松训练、阳性强化、系统脱敏，增强他们的时间管理能力及角色扮演能力

10.2.1　曼陀罗绘画疗法

曼陀罗绘画疗法与动力棋疗法的理论一致。曼陀罗绘画疗法擅长化解情结、激发自性动力及自我疗愈，它更适用于长期的心理探索、激发潜能、实现人格完整；而动力棋疗法偏向于问题解决，直接提高自我功能及对现实适应能力。

在 6～12 次的动力棋咨询中，曼陀罗绘画与动力棋相辅相成。曼陀罗绘画在动力棋咨询中的作用如下：①对于需要宣泄情绪的来访者，可以让来访者先绘画心情曼陀罗来表达情绪。②对于自性动力处于较低阶段的来访者，可以把曼陀罗彩绘作为家庭作业，让其绘画相应阶段的模板，从而巩固或提高其自性动力。③对于需要学习表达情绪与控制情绪的来访者，可以让他们坚持绘画曼陀罗，从而提高情绪管理能力。④通过曼陀罗绘画化解来访者的情结，从而消除情结对问题解决的消极影响。

10.2.2　沙盘游戏

与曼陀罗绘画、动力棋一样，沙盘游戏也基于荣格心理分析，它非常强调在咨询中激发来访者的自性动力。我们知道，动力棋咨询中理性成分比较多，对来访者的注意力要求也比较高；而作为游戏治疗的形式，沙盘游戏更加感性，气氛更加轻松，有时可以成为动力棋的补充形式。

所以，如果来访者一开始比较紧张焦虑，难以进入动力棋的咨询状态，通过沙盘游戏进行放松，无疑是一种不错的选择。沙盘游戏对某些自我力量比较弱，难以长时间保持注意力的神经衰弱患者来说也会有帮助。同样，儿童难以长时间集中注意力，沙盘作为游戏的形式也会有帮助。

值得一提的是，如果在动力棋咨询过程中，有些来访者喜欢沙具这类更加立体的形象，那么咨询师可以把沙具作为棋子摆放至棋盘中来。

10.2.3　舞动治疗

动力棋咨询是在比较安静的氛围中对问题解决进行理性的思考。在临床中，有些来访者需要在表达情感后进行理性的探索；有些来访者需要暖身；有些来访者采用隔离的方式防御着他们的真实情感，无法觉察其真实的需要；有些来访者急需表达他们的情感；也有些来访者可能存在焦虑及抑郁的情绪。因此，在 6～8 次或长期的咨询中，咨询师可以指导来访者做某些舞蹈动作。

从经验来看，一些具有针对性的舞蹈动作不仅能够帮助来访者表达情感，提高觉察力，而且能潜移默化地激发来访者的自性动力，从而成为动力棋咨询的辅助技术。

10.2.4 认知行为疗法（CBT）

认知行为疗法对于具有功能失调认知的来访者效果较好。如果在动力棋的咨询过程中，发现来访者的问题主要是由于功能性失调的认知所导致，并且不能通过几次咨询得到化解，那么，咨询师可以给来访者布置家庭作业，让其在咨询之外的时间填写 CBT 相关表格来巩固心理咨询的效果。

10.2.5 眼动脱敏再加工（EMDR）

在动力棋心理咨询过程中，如果遇到近期遭遇了创伤事件，出现了严重的创伤后应激障碍（PTSD）的来访者，这时候可以考虑结合 EMDR。

EMDR 的核心技术是双侧刺激，而动力棋的 H 形摆放本身就让来访者处于双侧刺激中。所以，对于某些 PTSD 或者情结干扰非常严重的来访者，咨询师可以使用图腾技术＋画瓢技术或者法器技术来增强来访者的自我力量。在此基础上，指导来访者进行几轮双侧刺激，以此来减少创伤事件的影响。

10.2.6 行为矫正技术

动力棋着眼于解决问题，达成咨询目的。对于某些来访者，我们可以通过行为矫正的技术来帮助其实现问题解决的目标。

在动力棋咨询临床实践中，阳性强化技术、系统脱敏、模仿法等对于某些特定的人群治疗效果也非常显著。

10.3 动力棋技术与问题解决的关系

前面已经介绍了动力棋咨询的各种阵法及技术，那么这些阵法及技术与问题解决有什么关系呢？我们认为在结构化的技术操作中，对于问题解决而言，阵法及技术的重要功能之一是帮助来访者找到有效的问题解决策略。

在心理学中，问题解决策略是人们在解决问题的过程中搜索问题空间、选择认知操作方式时所运用策略的总称。问题解决策略分为两大类：

算法式和启发式。算法式策略就是在问题空间中随机搜索所有可能的解决问题的方法，直至寻找到一种有效的方法解决问题。启发式策略是根据一定的经验，在问题空间内进行较少的搜索，以达到问题解决的一种方法。启发式策略包括试误法、目标—手段分析法、爬山法、逆推法、简化计划法五类问题解决策略。

那么，动力棋的阵法及技术与问题解决策略之间的关系如何呢？我们把问题解决策略与动力棋的各种阵法及技术进行比较，可以说，基于自我—情结—自性轴的动力棋阵法与技术，基本上包括了一般问题解决中的所有策略，见表 10 - 5。

表 10 - 5　问题解决策略与动力棋阵法及技术比较

问题解决策略	定义	对应动力棋阵法及技术
算法	在问题空间中随机搜索所有可能的解决问题的方法，直至找到一种有效的方法解决问题	分化阵法
试误法	对如何从初始状态到达目标状态，没有任何线索，也没有理论指导，只能盲目尝试	来访者自己不清晰问题，如同咨询前的迷茫状态；对于高度复杂的问题，只能进行各种现实检验
爬山法	限于条件，对初始状态和目标状态之间的差距缺乏足够清晰的认识，只能走一步算一步，不断缩小与最终目标之间的距离	阵法 + 技术，验证，再进行阵法 + 技术
目标—手段分析	对问题情景中的初始状态和目标状态之间的差距认识非常清晰，只需要根据目标，选择具体手段来缩小差距。将目标划分成许多子目标，将问题划分成许多子问题，寻找解决每一个子问题的手段	指引阵法 + 分化阵法

（续上表）

问题解决策略	定义	对应动力棋阵法及技术
逆推法	从目标出发，反方向推导。适合从初始状态出发有多种可能，但对目标而言只有一种可能方法的问题	回溯阵法、奇迹技术
简化计划法	先抛开某些细节而抓住问题解决中的主要结构，把问题抽象成较简单的形式，然后解决这个简单的问题，再以此解决整个复杂的问题	凝聚阵法、一无所有技术

　　总的来说，问题解决策略主要集中于认知层面，强调思维的改变，主要对应于心理结构中的外倾思维与内倾思维两个心理功能；而动力棋的阵法及技术不仅包括了自我的思维功能，还包括了一锤定音技术、埋葬技术、心动技术、羽化阵法、保护阵法等处理自我调节、缓解情绪及激发自性动力的技术。所以，动力棋疗法可以帮助来访者解决更多的心理困扰。

11 儿童曼陀罗心灵动力棋咨询

前面我们已经介绍了动力棋咨询的步骤、阵法及技术，那么动力棋疗法是否能运用到儿童心理咨询或家庭之中呢？如果可以，与成人的问题解决取向的操作过程有什么不同呢？儿童动力棋咨询应怎么操作，需要注意什么呢？本章我们分别从儿童动力棋咨询的特点、操作步骤及注意事项等内容来介绍。

11.1 儿童动力棋咨询的特点

儿童的心理咨询与成人的心理咨询有很大的差异。因此，在对儿童进行动力棋咨询之前，咨询师需要了解成人与儿童心理咨询的差异，具体见表 11-1。

表 11-1 儿童心理咨询与成人心理咨询的不同

儿童心理咨询特点	成人心理咨询特点
自我意识比较弱，注意力不容易集中，很难花较长的时间来下棋	自我意识比较强，容易集中注意力探索问题
言语表达能力较弱，难以用词语准确地表达遇到的困扰、问题的本质及解决问题的方法	词语表达能力比较强，能够清晰地表达问题的本质及解决问题过程中的困扰
经验不足且领悟水平比较低，难以通过引导来发现解决问题的方法；经常需要通过教育的方式来接受帮助	具有以往解决相关问题的经验，领悟水平较高，自主性比较强，容易通过引导来发现问题解决的有效策略

儿童心理咨询特点	成人心理咨询特点
想象力丰富，形象思维占优势，需要通过情景模拟及游戏的形式来认识问题及化解问题	逻辑思维占主导，理性客观，可以通过聚焦问题来探索问题的成因及解决的各种策略
被动求助，需要通过与家长沟通来理解求助动机；有时需要对家长在儿童教育方面提供建议	主动求助，合作意识较强，可以通过讨论来明确咨询目标
儿童容易对咨询师产生依赖及移情；儿童动力棋咨询需要通过移情来修复儿童的心理创伤	成人相对比较独立自主，咨询师与来访者一起就问题进行探索，以问题解决及达成咨询目标为中心，减少移情和阻抗

从上面的表格，读者可以了解到，成人一般是主动求助并能用语言清晰地表达自己遇到的问题及咨询目标。在咨询中，成人也能在咨询师启发与引导后获得领悟。因此，咨询师可以与成人来访者在合作关系中一起探索问题解决的各种可能性，双方关系平等。但对儿童而言，他们被动求助且难以借助语言来准确地表达自己的内心世界。因此，在动力棋咨询中，咨询师要通过讲故事和创设情景来帮助儿童认识问题并教授儿童应对问题的方法。此外，儿童的问题相对成人较为简单，它们多数与和父母的依恋关系有关。因此，咨询师需要借助移情—反移情的工作来修复他们的依恋关系。

11.2　儿童动力棋咨询的过程

儿童的心智水平与年龄具有十分密切的关系，因此咨询过程会因为年龄而有所不同。10岁以上的儿童已经基本能够认识棋子，而且对遇到的问题有一定的认识，咨询师可以尝试使用成人动力棋咨询的步骤来进行工作。当然，与成人的咨询相比，咨询师要充分地评估儿童的理解水平，让儿童能够懂得各种阵法的意义。对于10岁以下的儿童，他们常常是由家长带来咨询的。因此，咨询师需要先跟家长交流，理解困扰儿童的问题及家长的期待，同时还要做好家长教育的工作。

对于年龄较小的儿童，可以采用这样的咨询步骤：成人沟通，明确问题；选择棋子，看图叙事；发挥想象，演示阵法；结合游戏，进行教育；布置作业，反馈家长。下面我们通过列表来进一步探讨。

表 11 - 2　儿童动力棋咨询的步骤及要点

步骤	咨询的步骤及要点
成人沟通，明确问题	咨询师要与成人沟通的内容包括求助动机、儿童的具体表现、成人的期待、成人认为的原因、之前尝试的方法等
选择棋子，看图叙事	跟儿童建立起良好的关系后，让儿童看看各种棋子，选择吸引他们的棋子（他们喜欢的棋子及讨厌的棋子）；然后请他们讲述看到的是什么，为什么喜欢及为什么讨厌；在这个过程中，咨询师要帮助儿童更好地表达他们的内心世界
发挥想象，演示阵法	咨询师与儿童一起发挥想象力，共同对选择的棋子进行故事创作；在编故事的过程中，发现儿童的某些困扰；也可以根据对儿童心理问题的理解，引导儿童通过阵法来认识并探索问题解决的方式
结合游戏，进行教育	儿童难以从单纯的阵法中获得领悟，为了促进儿童的领悟，咨询师要结合其他游戏技术，比如绘画、沙盘游戏、黏土、音乐及情景扮演来让情景更加生动 在情景的模拟中，如果儿童自己想到或领悟到解决的方式，咨询师要给予鼓励和赞赏；如果儿童没有想到方法，咨询师可以通过故事的形式，也可以通过直接教育的形式来帮助儿童
布置作业，反馈家长	咨询师要结合儿童的实际情况，布置相应的作业来增强咨询的效果；之后，咨询师要与儿童的家长进行交流，向家长反馈如何更有效地帮助儿童

总的来说，儿童动力棋咨询先要通过玩游戏或者讲故事的形式引发儿童的兴趣，然后再指导儿童利用各种阵法和技术从而实现咨询目标。具体操作过程中，咨询师可以根据对儿童心理问题的认识，直接指导儿童就某种阵法进行布局；也可以先让儿童自发选择棋子并讲故事，通过心理投射

来反映儿童内心的问题，在此基础上再与儿童一起探索问题解决的方案。

根据我们的经验，儿童年龄比较小或者第一次咨询时，咨询师可以先让儿童浏览一下各个棋子，再请他们在众多棋子中选择喜欢及讨厌的棋子。这样做不仅可以帮助咨询师对儿童做初步的评估，也可以帮助咨询师快速找到问题所在。可以说，咨询师让儿童选择喜欢及讨厌的棋子，具有以下重要的意义：

①符合儿童的心理发展水平，难易适度

②比较容易激发儿童的情绪体验，并增强儿童进一步表达的可能性

③通过选择喜欢与讨厌的棋子，帮助咨询师深入儿童的内心世界。儿童喜欢的棋子往往有助于自我力量的增强，或激发及发挥他们的自性动力；而讨厌的棋子往往与情结创伤或阴影相关

④对于喜欢的棋子反映的内容，咨询师可以启发儿童并让其认识到自己的需要，同时教会儿童如何在现实中获得

⑤对于不喜欢的棋子反映的内容，咨询师可以教育儿童如何应对困扰他们的情景

那么，在儿童动力棋咨询中，要教育什么？关于教育内容选择，我们认为需要根据儿童的自性阶段及功能来确定。不同的自性阶段所要教育的内容不同，具体见表 11 - 3。

表 11 - 3　基于自性动力的教育要点

自性动力	教育要点
保护	激发积极力量，寻找社会支持；处理分离焦虑，形成安全依恋
分化	给予安慰，减少限制；辨清需要，教授表达技巧
凝聚	使儿童懂得规则，掌握人际沟通技巧
整合	处理内心冲突，教授化解方法
指引	引导儿童更好地认识外界，学会适应的原则
超越	提升及优化原有的各种积极品质
开悟	安慰支持儿童，使其放下各种困扰和心理负担

11.3 儿童在家庭中使用动力棋

在儿童动力棋咨询中，为了达成咨询目标，咨询师可以让家长与孩子一起玩动力棋。他们可以到咨询室在咨询师指导下共同完成，也可在家庭中一起玩。也就是说，咨询师可以通过动力棋来增强儿童与家长之间的沟通和增进彼此的理解。

那么，在家庭中运用什么样的技术来增强亲子沟通呢？我们给出以下这些经实践表明较为有效的方法。

曼陀罗心灵动力棋疗法操作手册

表 11 - 4 儿童家庭动力棋技术

主题	意义
送礼技术	在温馨和谐的气氛中，通过儿童与家长互送礼物，让儿童理解父母，父母理解儿童，从而增强彼此的沟通
家庭医生技术	通过轮流担任家庭医生，提高彼此的开放程度和暴露程度，增强双方之间的共识
画瓢技术	通过选择棋子，绘画出相应的画面，有效地提高儿童对积极品质的认同及内化；而一家人一起绘制，可以扩展认知及思维的广度
图腾技术	能够提高家庭的积极心理品质，扩大成员之间的心理容器
家庭剧场技术	增强家庭成员的表达能力，从而为儿童创造一个轻松温馨的家庭环境

11.4 儿童动力棋咨询过程的注意事项

由于儿童咨询与成人咨询存在明显的差异，因此在儿童咨询的过程中，咨询师需要把握儿童心理发展的规律及特点。根据我们的经验，下面几点需要注意：

11.4.1　与家长建立良好的关系

在动力棋的咨询过程中，我们非常强调咨询师要与家长建立合作同盟关系。在同盟关系中，咨询师先要详细地询问家长对儿童成长的期待及对儿童所出现问题的看法，并表达对家长的理解。同时，咨询师还要向家长表示自己愿意尽力帮助达成咨询目标。此外，咨询师要跟家长反馈自己对儿童的个案概念化，争取得到他们的支持与配合。

当然，儿童的心理问题常常与父母不恰当的教育方式存在密切的关系。如果孩子的问题的确是父母错误的教养方式造成的，咨询师也要选择恰当的时机对家长进行教育和建议。与儿童的父母进行工作的内容是什么呢？我们认为可以归结为心理教育及心理成长两大方面。心理教育是让父母理解儿童的心理发展规律、儿童的心理行为特点、儿童的学习心理、儿童的教育原则和有效的方法等；而心理成长是通过心理咨询、团体心理辅导等方式，让父母也获得心理成长。

11.4.2　通过游戏与儿童建立关系

从自性发展阶段来看，儿童大多处于分化阶段，因此儿童咨询有着更多的自发性，咨询师要给予儿童更多的空间去探索，不能用固定单一的治疗方法来限制儿童。换句话说，咨询师要灵活运用各种形式来与儿童进行沟通交流并支持儿童的自我。不能使用单一的方法及死板的流程进行治疗。切记成人高度结构化的动力棋咨询流程并不适合年龄较小的儿童！

基于儿童心理发展的特点，咨询师与儿童之间应建立"游戏同盟"关系，通过游戏来让儿童获得心灵的疗愈。游戏与支持才是关键所在。咨询师要鼓励儿童自由地表达他们的内心世界，允许他们各自表达及探索：他们可以玩也可以不玩，玩什么游戏都可以。儿童能够根据他们的兴趣自由选择动力棋、曼陀罗绘画、沙盘游戏、地板游戏、角色扮演、黏土制作、雕刻、插花、园艺、音乐、戏剧、舞蹈等他们所喜欢的表达形式。总之，咨询师不应强迫儿童做他们不喜欢的事情。在我们的经验中，有针对性的游戏与动力棋结合，常常有着意想不到的效果。

11.4.3　通过移情来修复创伤

在"游戏同盟"中，问题较为严重的儿童会把"积极母亲"与"消极母亲"同时投射给咨询师，咨询师便成为儿童内心对立冲突的替代物或客体。儿童心理的分裂与冲突越严重，他们对咨询师的情感就越不稳定，甚至越消极。那么，能否抱持住这些冲突就是心理治疗成功与否的关键。方法在哪呢？可以说，它一方面取决于"游戏同盟"的稳固程度，另一方面又与咨询师的自性化水平相关。换句话说，咨询师自我的稳固性及人格的完整性，在治疗中发挥着重要的作用。

儿童自性原动力随着动力棋咨询的深入而不断提升，同时，他们对咨询师所投射的形象也不断变化。在儿童自性的保护功能得以修复后，儿童的自性动力便上升为分化、凝聚及整合等。与儿童自性阶段相应，咨询师从"足够好的母亲"的角色，逐渐变为"鼓励者""陪伴者""澄清者""指导者"及"指引者"等。因此，咨询师要敏锐地觉察儿童自性动力的变化，并相应调整自己的角色。

12　曼陀罗心灵动力棋咨询的咨访关系

虽然不同流派和各种技术对咨访关系的理解不尽相同，但任何心理咨询技术发挥作用都必须建立在良好的咨访关系基础上。动力棋疗法的咨访关系有普遍特点也有自身特色。本章重点探讨动力棋咨访关系中咨询师的角色定位、任务及态度等。

12.1　动力棋咨询师的角色定位

12.1.1　作为合作者，与来访者相互合作，共同面对和解决问题

很多时候，来访者可能因缺乏有效的社会支持而无法摆脱困境，或者凭借他们个人的能力无法解开困惑。悬而未决的问题会破坏来访者内心的自我效能感，严重时甚至会让他们因习得性无助而产生抑郁。

动力棋咨询中，咨询师应怀着极大的热情及诚恳的态度与来访者一起面对并探讨问题，通过不厌其烦的倾听及耐心细致的询问帮助来访者逐步澄清问题。当来访者感受到咨询师的热情和诚恳时，他们便愿意与咨询师一起深入地探讨问题。所以，双方之间是友好合作的关系。

12.1.2　作为诊断者，不断帮助来访者澄清问题，领悟问题的实质

来访者之所以未能很好地解决问题，可能存在某些功能失调的思维，或本身对问题的认识存在局限或者偏差等。为了更好地明确问题及障碍，咨询师不仅要去澄清来访者真实的困扰及障碍因素，还要去评估什么样的方式才适合来访者及需要增强来访者的什么自性功能。因此，在动力棋的咨询中，咨询师作为诊断者需要运用经验及理论去评估和分析来访者的状况。诊断并不意味着把对来访者的评估结果直截了当地告诉他们，而是通

过引导的方式让来访者意识到真正的困扰所在。在此基础上，咨访双方共同面对问题并找到解决问题的方法。

如何有效地诊断与分析？这需要咨询师具有丰富的经验及系统的理论体系，包括自我—情结—自性轴、问题解决的心理过程、动力棋咨询的流程等。换句话说，动力棋的个案概念化是系统地诊断和分析。因此，富有经验的动力棋咨询师不仅能看到问题的表层，也能看到问题的实质；不仅能看到导致问题的原因，更能看到可能的解决方案。

12.1.3 作为专家，指导来访者呈现棋局并调整棋局

动力棋咨询师"专家"的角色是指其拥有丰富的经验和个案概念化能力。在特殊领域或某个具体问题上，虽然咨询师有可能经验不如来访者，也许并不能够提出解决问题的方案，但可以根据他们对心灵结构、心理病理、心理发展、思维方式、心理类型、问题解决策略方面的知识和经验，帮助来访者缓解情绪、打破思维定式、寻找更多可能性。所以，在咨询过程中，咨询师要不时依据来访者的描述来理解问题及寻找解决方式，并积极主动地指导来访者呈现棋局与调整棋局。

12.1.4 作为见证人，见证来访者把领悟运用到现实中

动力棋咨询的目标是提高来访者问题解决的能力及信心。因此，当来访者在咨询过程中有所领悟时，咨询师会使用催化技术协助来访者将领悟运用到问题解决上。如果来访者的领悟可以被运用到现实中并解决困扰，无疑会增强来访者的自我效能感。此时，咨询师就成为来访者走出困境的见证人。

如果来访者的领悟经过现实检验并不能解决问题，这意味着可能没有真正触及问题的本质或者没有找到有效的应对方式。从心理学的角度来看，尝试犯错误也是学习的一种方式，也是积累经验的过程。与之前来访者独自探索不同，咨询师可以涵容来访者的焦虑及挫败感并协助来访者一起检验问题，一直陪同来访者到问题化解或调整目标。咨询师这种积极乐观的态度也会给来访者支持的力量，成为他们的榜样并被他们内化成为自己的一部分。

12.2　咨询中咨询师的任务

进行动力棋咨询时，咨询师如何把握好各种角色，完成好咨询师的使命呢？下面我们列出了咨询师在咨询中需要完成的各种任务：

①向来访者证明自己有准确的理解力及良好的咨询技能
②与来访者分享对他的个案概念化
③向来访者寻求反馈
④与来访者一起探索问题
⑤以问题为中心，灵活使用各种阵法及技术
⑥帮助来访者解决问题并减少痛苦

12.2.1　向来访者证明自己有准确的理解力及良好的咨询技能

咨询师通过良好的倾听及共情来理解来访者的问题，通过内容反应及情感反应来澄清来访者的内心世界，并且通过有效的方法把信息传递给来访者。来访者感受到咨询师真诚和尊重的态度，同时又相信咨询师的专业能力，就容易与咨询师建立合作的咨访关系。比如，在咨询过程中，咨询师可以通过下面的语言来表达对来访者的理解并获得来访者的信任：

你刚才讲的问题，似乎包括了 3 个小问题，分别是问题 1、问题 2、问题 3；那么，现在你希望先来探讨哪个呢？

你刚才说到，如果公司管理出现紊乱，不仅会影响到你的工作，还会严重地影响你的家庭，你对此忧心忡忡，对吗？

12.2.2　与来访者分享对他的个案概念化

开始接触咨询时，来访者可能对问题的理解不够清晰或者受到强烈情绪的干扰难以取舍，也有可能缺乏相应的能力去解决问题。但是，他们由于不知道问题出在哪里、为什么会出现这样的状况以及该如何去化解，因此内心会充满各种困惑、焦虑、无助感、失控感等。咨询师与来访者分享他们专业的理解，不仅能够缓解来访者的焦虑、紧张，同时也能让他们树立解决问题的信心。可以说，与来访者分享个案概念化，对增强彼此信任及加强合作无疑有莫大的帮助。下面，我们通过一些例子来列举如何在动力棋咨询中分享个案概念化。

分享个案概念化（一）

我们解决问题的过程中，常常会受到一些情绪的干扰。在你之前的经历中，你的决策经常受到别人的嘲笑甚至是讽刺（讲清楚情结）。这就导致了你对做决策的恐惧，你会尽量地回避做决策（讲明用防御机制应对情结）。这种恐惧会让你仅注意到决策的负面影响，而不能看到它的重要意义和价值（讲明情结对自我力量的影响）。我觉得如果做决策是为了大局，而且该决策又经过了深思熟虑，那么无论什么结果，我们都可以无愧于心（提供更为成熟的防御：合理化）。不知道你怎么看？

分享个案概念化（二）

刚刚听你的规划，似乎你目前还不太清晰要达到的具体目标是什么。这样就会导致我们的规划缺乏明确的方向，所以在操作上会比较乱，难以一步步扎扎实实地实施起来。根据我的理解，你熟悉和擅长的是创意即IN，不过这个时候需要的是规划能力，你的优势功能发挥不了作用。规划能力属于外倾思维（ET），它却是你的第三功能，你平时运用起来不是很熟悉。不过，在我们的咨询中，我们可以加强这一块。一旦你熟悉了它的运用，可能很多问题就能化解了。

12.2.3 向来访者寻求反馈

在动力棋咨询过程中，咨询师通过对来访者的言语及非言语信息进行分析，从而形成对他们的概念化并凭此指导或教育来访者。那么，咨询师的理解是否正确？来访者是否认同了咨询师的概念化？假设咨询师的概念化失真或来访者不认可，那么在呈现棋局、调整棋局、感悟棋局、布置家庭作业的时候就会有很多的障碍，甚至会让来访者觉得咨询师并不能真正地理解他们。

那么，怎么样才能知道来访者是否认同咨询师的个案概念化，是否同意咨询师对问题的理解呢？这就需要咨询师把寻求来访者的反馈作为咨询的重要任务。我们可以这么说：

你确定这是我们这次咨询所要探索的问题吗？

你觉得我刚才的解释是否符合你的真实情况？请谈谈你的看法。

这周的家庭作业，你觉得是否恰当？

对我刚才所说的，你会感到生气吗？

12.2.4　与来访者一起探索问题

作为短期治疗，动力棋咨询非常强调来访者的主动性，让来访者主动探索问题、呈现棋局、调整棋局并在现实中进行检验。为增强来访者的主动性，让来访者深入探索问题，咨询师经常要邀请来访者对他们的问题进行评估，进行角色互换、预期行为实验或自己布置家庭作业等。在探索问题的过程中，咨询师需要对来访者所表现出来的积极性进行鼓励。如果是长期的咨询，来访者的主动性会被进一步强调。

12.2.5　以问题为中心，灵活使用各种阵法及技术

每个来访者的问题都具有独特性。来访者的问题可能涉及自我、情结、自性等不同层面的问题，他们可能会表现出各种行为、情绪、认知障碍等。比如，对于职业生涯规划出现困惑的来访者，既有可能是整合动力受阻，也有可能是分化动力发展不足，或自性指引动力较弱所导致。咨询师可以考虑先用分化阵法来澄清目标，再用整合阵法来化解矛盾，最后用指引阵法来清晰规划路径。所以，咨询师需要根据来访者的具体情况做准确的概念化，然后灵活使用各种阵法及技术，从而真正地帮助来访者。

12.2.6　帮助来访者解决问题并减少痛苦

问题悬而未决会极大地消耗来访者的自我力量，让他们的自我效能感降低、感到习得无助甚至焦虑抑郁。咨询师应该重视来访者急切想改变问题的愿望，不能低估他们内心的无助。所以，咨询师一方面要通过共情来

理解来访者的痛苦，或者使用动力棋情感表达技术来帮他们宣泄情感，另一方面要协助他们尽快找出解决问题的方法。急人所急，这是咨询师应有的态度。这也是我们发明动力棋疗法的初衷。在具体操作上，对于带着强烈情绪的来访者，咨询师要先帮忙减轻痛苦。在来访者痛苦明显减少、情绪比较稳定之后，咨询师就要立刻着手与其探索问题的解决方法。

12.3　动力棋咨询师的态度

要建立良好的合作关系，咨询师的态度有着重要的影响。那么，在动力棋咨询中，咨询师面对来访者应该有什么态度呢？

信任：来访者来寻求帮助并不意味着他们缺乏应对问题的能力。他们可能由于情结影响或者缺乏有效的应对方式，目前暂时无法有效地应对困难。来访者未能解决问题，可能是看待问题的视角狭隘、应对策略单一、受消极情绪和一些功能失调的认知影响等所导致，而生理行为上的问题则可能是应对策略失效的进一步延续。动力棋咨询师应当坚信如果找出有效的问题解决策略或者自我调整方式，那么问题就能解决或者缓解。请记住，咨询师的坚定常常是帮助来访者走出困境的重要支撑力量！

尊重：咨询师应尊重来访者的价值观、人格、对问题的认识及作出的最终选择等。咨询师之所以要尊重来访者，是因为每个来访者都有他们独一无二的原生家庭、成长经历等，很多时候，来访者的行为与症状并不是他们自己能够主动选择的。因此，尊重意味着让来访者拥有更多的自主权。

平等：作为聚焦于问题解决的技术，动力棋咨询非常强调共同探索问题解决的方法，彼此之间充满着真诚。换句话说，咨询师不用病态视角来审视来访者，不去挑来访者的毛病后再给予解决方法。动力棋咨询是双方在平等的关系中，共同面对问题、探索问题及解决问题。这意味着来访者可以否定咨询师的观点，咨询师也可以给来访者提供建议。因此，如果来访者因为本身的经历及眼界问题而无法打破固有的局限来审视问题，并难以得出有效的解决方式，那么咨询师可以分享他们的看法和经历，与来访者一起探索问题的解决方式。

主动：在动力棋咨询过程中，咨询师的态度是非常积极主动的。咨询师既要积极地去澄清及确认来访者的问题，又要不断思考并尝试使用各种阵法及技术帮助来访者明确目标、克服障碍并解决问题。

鼓励：在动力棋咨询过程中，当来访者愿意透露问题，并主动深入探索问题，最终找到解决问题的方式时，咨询师要鼓励和表扬来访者。在这个过程中，如果来访者讲出了以往成功的经历，咨询师可以问"很了不起，你是怎么做到的"，如果来访者想到解决问题的思路，咨询师可以问"很了不起，你是怎么想到的"。这样，在咨询师的鼓励下，来访者主动探索的意愿会极大地提高。

12.4 咨询师的特质

把握好及协调好动力棋咨询中的各个角色，用专业态度对待来访者及完成各种任务，可以说这是动力棋咨询师的工作要点。那么，完成这些工作是否受咨询师本人的人格特质影响呢？根据我们临床咨询及督导的经验，咨询师的某些人格特质的确会对咨询效果产生影响。下面，我们列举一些重要的特质：

（1）急人所急。来访者寻求心理咨询的帮助时常常是带着严重的问题过来的。这些问题可能困扰他们已久，超出了他们的应对范围。所以，咨询师要怀有一颗真诚的心去体验来访者的焦虑与无助，尽自己最大的能力去帮助来访者解决问题。只有急人所急的咨询师，才不会轻视来访者的问题，才不会把自己的经验和技术强加给来访者。为了真正帮助来访者，减轻他们的痛苦，咨询师无怨无悔地刻苦学习以及自我成长，提高个案概念化的水平并努力掌握各种助人的技能。可以说，一位优秀的动力棋咨询师一定具有急人所急的优秀品质！

（2）有好奇心。动力棋的好奇心是带有欣赏意味的好奇心。有好奇心才能促使来访者更好地去探索问题并发现解决问题的途径。好奇意味着不会用固定刻板、一成不变的心理去看待问题，而是用发展的眼光去看待问题。所以，咨询师会不断地询问"还有没有其他可能的原因呢"或者"还能想到其他解决的方法吗"等。

（3）热爱学习。动力棋的目标是聚焦问题，提高来访者解决问题的能力与信心，这就要求咨询师具备良好的问题解决能力和丰富的问题解决经验。人并不是天生就能解决各种问题，而是通过直接或间接的学习来获得经验的。因此，动力棋咨询师应通过学习来努力扩展自己的视野及思路。其中，咨询师要着重学习问题解决的技能，可以通过阅读相关人物传记或专业书籍来获得。受咨询时间的限制，咨询师可以视情况推荐来访者看一本对他们解决问题有帮助的书籍。因此，这对咨询师的阅读量有着较高的要求。

（4）善于总结。在动力棋咨询过程中，咨询师可能会遇到各种各样的问题。有些来访者问题比较急切，希望尽快化解问题。那么，如何快速地评估来访者所遇到的问题并形成有效的解决思路呢？咨询师可以尝试着把各种问题进行归类，发现同类问题共同的障碍及有效的解决策略等。这样，遇到一些急需帮助的来访者，咨询师就可以快速地搜索出有效的方法。总之，一名出色的动力棋咨询师必定是善于从经验中总结规律的思考者。

（5）愿意反思。心理咨询是一门艺术，不像机器一样可以流水作业。由于咨询师的个体差异非常大，咨询师没有可以照搬的经验及标准。可以说，每个来访者都是不同的，每个问题都是新鲜的。在运用动力棋进行咨询时，咨询师可能会遇到各种不确定性，甚至出现各种判断失误。而动力棋又聚焦于问题的解决，咨询师的失误就可能会影响来访者解决问题的效果。因此，动力棋咨询师不仅要善于总结经验，还要反思咨询过程。如何来反思呢？根据经验，记录及整理案例报告、与同行交流及接受督导，是公认有效的形式。这些方法不仅对刚刚上手的咨询师有帮助，对有经验的咨询师同样也有莫大的帮助。

13   曼陀罗心灵动力棋咨询中的障碍及对策

　　心理咨询过程总是充满着各种未知和挑战。有经验的动力棋咨询师能够根据理论及经验有效地处理各种障碍；而有些咨询师可能没有处理好这些问题而导致咨询效果不明显。本章我们与读者一起来深入分析在动力棋咨询中会遇到的障碍以及应对的策略。这些障碍包括了以下几个方面：

咨询时长把握不足

来访者问题不清晰

来访者出现敌对情绪

来访者领悟不到

棋子不够用

依赖

移情

阻抗

未适当处理来访者的情绪

打断技术使用不当

咨询师感到焦虑

13.1   咨询时长把握不足

　　动力棋心理咨询的时长与一般心理咨询的时长基本相同。不过，由于动力棋咨询有一次咨询便达成目标的情况，因此具有特殊性。

　　如果来访者认为其问题比较简单并期望通过一次动力棋咨询来解决问题，那么咨询时间多长是合适的呢？根据咨询的目标及解决问题的过程，为了达到良好的咨询效果，我们建议咨询时间为 90～120 分钟。这是因为一次咨询需要完成的任务较多，包括清晰问题的本质、现状、影响及目标，探索各种解决方案以及找到突破问题的靶问题，最后还要引导来访者的顿悟及落实，所以需要有足够的时间。不过，一次咨询中时间过长必定会影响咨询的效果，因此可以在中间休息10分钟。

若是做短期动力棋咨询（6～8次）、长期心理治疗及个人成长咨询，那么咨询时间则为每次60分钟。这是由于中长期的咨询来访者解决具体问题的动机不像一次咨询那么急迫，因此可能会涉及一些比较深层的情结或移情关系的处理。为了保证良好的咨访关系，遵守咨询设置十分重要。因此，咨询的时间设置比较严格。

13.2 来访者问题不清晰

问题不清晰，目标不明确，即问题解决的初始状态与最终状态模糊不清，这是影响动力棋咨询最大的障碍。各种阵法及技术难以选择，则动力棋的效果无法发挥。所以，咨询师必须花较多的时间与来访者一起辨清问题。

那么，是什么因素导致来访者的问题不清晰呢？根据经验，可能的原因及对策见表13－1。

表13－1 问题不清晰的原因及对策

可能的原因	对策
强烈的情绪干扰，如焦虑导致思路混乱	耐心倾听，通过共情与澄清协助来访者表达其问题
来访者虽然心里清楚，但受表达能力制约而无法陈诉	尊重来访者的表达方式，通过内容反应、内容表达及概括技术反馈与引导来访者表达，并用重复及鼓励技术强化其表达
虽然问题并不复杂，但来访者受困其中，领悟不到	如果问题比较简单，来访者由于某些原因而无法领悟到，咨询师可以通过解释、教育及温和的面质帮助来访者认识到问题所在
问题复杂，超出了来访者的经验及能力范围	如果问题非常复杂，咨询师需要帮助来访者把问题及目标细化，分解目标的步骤

13.3　来访者出现敌对情绪

咨询中如果来访者出现敌对情绪而不配合，而咨询师又未能克服障碍，那么咨询效果必然不理想。为何来访者会出现敌对的情绪呢？这可能有源自来访者的原因，也有可能由咨询师的过错造成。在咨询过程中，咨询师要认真分析出现敌对情绪的原因并选择相应的对策，具体见表13－2。

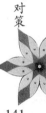

表 13－2　出现敌对情绪的原因及对策

可能的原因	对策
咨询过程中咨询师出现失误，比如面质不恰当或粗暴打断等	如果来访者一开始是合作态度，但因为咨询师的原因导致敌对，咨询师需要向来访者表达真诚的歉意，获得来访者的谅解
来访者的人格特点	有些来访者由于在没有被接纳的环境下成长，他们内心充满怨恨，对他人比较敌对。咨询师需要理解这是来访者的情结所致，也可能就是问题的重要原因。咨询师可以建议来访者做长期的咨询。如果只能进行短期咨询，那么咨询师先要包容这种攻击，解决具体问题，如果可能再处理情结
他人要求前来咨询	来访者咨询动机不强烈，不愿意咨询，迫于他人的压力前来。咨询师要与来访者说明咨询的实质，如果来访者不愿意尝试，则可以不再进行
来访者不相信动力棋疗法	咨询师要先跟来访者解释动力棋疗法的原理及功能，并邀请他们来尝试；如果来访者由于某种偏见而敌对，咨询师应当尊重来访者的选择

13.4　来访者领悟不到

在呈现棋局、调整棋局的过程中，有些来访者表示他们并不能从棋局中获得领悟。如果不能克服这个障碍，咨询师可能会产生强烈的挫败感及羞愧感。那么，面对这种情况，咨询师应该怎么做呢？我们认为最好的方式是与来访者真诚地沟通，看看问题出现在哪里并对问题进行归因。

原因可能源于来访者也有可能来自咨询师。作为专业的助人者，咨询师先要反思：对来访者的个案概念化是否准确？阵法及技术的使用是否恰当？时机是否恰当？自己是否理解来访者？有无出现反移情？咨询师可以借助动力棋或曼陀罗绘画进行自我分析，也可以直接寻求督导的帮助。随着咨询师的经验积累及自我成长，这种情况会逐渐减少。

当然，这种情况也有可能是来访者造成的。来访者领悟不到，或许是因为出现了阻抗，他们不愿意去面对问题；或许是领悟后打破了原有的认知图式，导致来访者不知所措；或许是来访者害怕领悟后要承担责任，所以选择逃避；还可能是来访者因为经验及悟性存在问题，所以理解不了。如果是来访者自身的问题，可以把领悟不了的原因纳入对来访者的个案概念化之中，这种处理方式不仅能够大大减少咨询师的挫败感，还能增加咨询师对来访者的认识。

13.5　棋子不够用

呈现棋局的环节中，某些来访者觉得棋子不够用，不能很好地表达他们的内心世界，希望有尽可能多的棋子来表达内心。此时常常会引起咨询师的焦虑。咨询师应当相信动力棋的144个棋子根据自我—情结—自性轴的心理结构设计而成，基本能够满足来访者表达内心世界的需要。动力棋棋子的选择应当遵从棋子能基本表达内心即可的原则。所以，如果来访者觉得棋子不够，咨询师要告知来访者"选择相对能够表达你内心想法的棋子就可以，不需要非常精准"。

如果来访者坚持要非常准确地表达自己，咨询师可以让来访者在空白棋子上写字或贴画。如果来访者还是希望有更多的表达方式，而且条件也允许，那么咨询师可以建议来访者使用沙盘游戏治疗室中的沙具作为棋子，或者使用曼陀罗绘画进行表达。

此外，来访者提出棋子不够而引发咨询师的焦虑，很多时候是因为咨询师没有厘清动力棋疗法与曼陀罗绘画、沙盘游戏在表达内心世界时的差异。可以说，曼陀罗绘画与沙盘游戏更强调自由表达并探索无意识的冲突，而动力棋疗法强调意识层面解决现实问题。为了更好地深入来访者的无意识冲突，曼陀罗绘画与沙盘游戏常常需要进行象征分析。但动力棋疗法遵循棋子能基本表达内心即可的原则，所以咨询师只需要理解来访者所要表达的意义即可，不需要对该棋子进行过多的象征分析。

13.6　依赖

动力棋疗法虽然聚焦于问题的解决，但并不意味着让来访者依赖咨询师，一有问题就来寻求咨询师的帮助。可以说，动力棋咨询不仅着眼于解决现实问题，同时也重视强化来访者的自我功能，让来访者在遇到问题时具备解决问题的能力。

如果来访者出现了依赖，那么咨询师就要把他所观察到的情况告诉来访者，并且告知来访者心理咨询的实质。同时，咨询师还要让来访者领悟到问题解决需要双方共同努力，而不是由咨询师单方面出谋划策。因此，咨询师要鼓励与强化来访者的进步，增强他们的自我效能感。此外，咨询师自己要相信来访者有解决问题的能力，应对来访者充满期望。

13.7　移情

动力棋处理的主要是自我层面的问题。在咨询的过程中，来访者可能会把咨询师移情成为严厉的"父母"或者理想化的自体客体等，这些都是咨询过程正常的现象。不过，动力棋咨询一般不主动去处理深层次的移情问题，除非强烈的移情影响着来访者解决现实问题。

对于一些有着严重心理创伤的来访者，关系的修复常常要耗费好几年的时间，他们虚弱的自我往往无法有效地适应现实。面对这种情况，动力棋咨询师首要的任务是处理现实问题，提高来访者适应现实的能力，而非去处理潜意识层面的移情问题；如果在问题解决的过程中，来访者自我逐渐强大，愿意信任咨询师，也愿意转为长期的心理咨询，那么咨询师才需要与来访者一起分析与讨论他们之间的移情关系。

因此，动力棋咨询不主动处理移情并不意味着咨询师对关系毫无觉察。换句话说，动力棋咨询是用涵容接纳及"急人之所急"的态度处理移情，让来访者把对咨询师不真实的情感转移到理性的问题解决中来。

13.8　阻抗

阻抗是来访者不愿意就问题进行深入探索，拒绝改变的心理状态。阻抗的背后往往是情结与创伤。动力棋咨询着眼点在于帮助来访者解决现实问题，与移情一样，除非情结严重干扰了问题解决，否则咨询师不主动去深入来访者的情结。因此，相对于精神分析的咨询，动力棋的阻抗要小一些。为了减少咨询中的阻抗，咨询师需要做好以下几点：

①以解决问题为导向，不主动触碰深层次的创伤问题
②不断聚焦问题，使得问题清晰
③让来访者评估问题的影响，并且打分
④问题处理、议程排列、阵法选择均需要获得来访者的同意及确认
⑤分享对来访者的个案概念化
⑥让来访者理解动力棋的目的及技术的意义
⑦获得来访者的反馈
⑧怀着真诚的助人之心

13.9　未适当处理来访者的情绪

动力棋疗法以提高来访者问题解决能力为目标，但有些来访者受强烈的情绪干扰以至于无法深入地进行探索。在短期的咨询中面对来访者强烈的情绪又不去直接处理情结，那咨询师怎样才能化解来访者的情绪呢？

首先，面对来访者强烈的情绪，咨询师需要成为涵容他们情绪的容器，承载住他们强烈的焦虑及不安。当来访者有强烈情绪时，咨询师要耐心倾听，不可随意打断来访者的表达。此外，咨询师要用语言表达出对他们的理解及尊重。

其次，咨询师可以通过使用动力棋情感释放技术帮助来访者表达情

绪。在动力棋的操作过程中，发挥动力棋曼陀罗盘的同心圆特点，它作为一个容器具有一定承接和安放来访者情绪的功能，曼陀罗盘和棋子透明的特点，也具有净化情绪的功能。

最后，除了动力棋技术，咨询师也可以使用其他心理咨询的技术来帮助来访者。

总之，咨询师要牢记，如果来访者强烈的情绪没有得到宣泄与表达，阵法与技术就难以发挥功效。

13.10　打断技术使用不当

动力棋疗法作为短期的咨询，一个非常明显的特点就是当来访者在咨询的过程中偏离了咨询的目标时，咨询师需要使用打断技术让来访者重新回到原来的议题。但是如果打断技术使用不恰当就会引起来访者的阻抗甚至是敌对情绪，从而影响咨询效果。

那么，如何使用打断技术呢？请记住，打断不能粗暴地中止。最好的方式是先通过概括技术总结来访者的话语，或者通过共情表达对来访者的理解，然后提醒他们咨询目标，接着再提出一个问题引导来访者的思考。如果没有总结或共情，来访者就会感受到不被尊重从而产生阻抗和敌对的情绪。下面我们列举一则如何打断的例子：

一位来访者为了处理好与妈妈的关系过来做动力棋咨询。咨询师与来访者同意使用打叉技术来表达对妈妈的不满。

咨询师：请你罗列出妈妈身上所有你不喜欢的缺点并摆在棋盘中。

来访者（情绪比较强烈）：我妈妈很虚伪，她在人前一套，背地一套，就一个字，装！非常的虚伪，没见过那么虚伪的人。明明自己没钱，但她又喜欢显摆，我真的不知道她为什么要这么做？明明自己就是农村的，为什么还要看不起农村人？

咨询师（温和地）：对，妈妈的虚伪让你非常生气（概括与共情）。除了虚伪，妈妈还有其他什么特质呢？我们想想，然后摆放在棋盘中（引导继续）。

来访者：好的，除了虚伪，她还很幼稚、爱管闲事……

13.11 咨询师感到焦虑

在动力棋咨询过程中，咨询师的状态无疑深刻地影响着咨询的效果。在我们的咨询及督导经验中，咨询师可能会有如下的焦虑。下面，我们重点来探索一下如何化解这些焦虑。

总是深入不了问题怎么办？

我认为的问题与来访者自己认定的问题不同怎么办？

我记不住来访者棋子代表的意义怎么办？

对于来访者的问题，我不知道选择哪种阵法或技术，不知该如何下手怎么办？

13.11.1 总是深入不了问题

深入问题，把握问题的实质，这对咨询师的要求比较高。如果咨询师总是无法聚焦问题或深入不了问题的实质，他们内心的确会着急。这个时候应该怎么做呢？此时，咨询师要耐心并认真倾听来访者的诉说，同时要表达自己的理解。

在临床咨询中，当来访者表示他已经描述完问题，但咨询师仍然觉得不够清晰深入时，可以这么处理：

（1）咨询师可以使用具体化或重复的技术，让来访者更加清晰地表达问题是什么。

（2）咨询师可以邀请来访者用精简或精准的话语来概括他们所遇到的问题或期待达成的目标。

（3）咨询师给出对问题各种可能的理解以表明为何不能准确理解来访者。提供对问题多种可能的理解，不仅表达出了咨询师的疑惑，也能帮助来访者澄清他们的问题。

13.11.2 与来访者认定的问题不同

如果咨询师认为问题的本质与来访者所认定的不同，那么咨询师可以提出自己的看法并征求来访者的反馈。如果来访者仍然坚持他自己的判断，咨询师则应该尊重来访者的选择。

棋局的呈现及调整、问题的深入，有可能验证咨询师的判断，也有可能支持来访者的判断。所以，咨询师要相信即使判断不一致，但是随着咨询的深入及关系的稳固，双方的共识会不断加强。

13.11.3 记不住来访者的棋子代表的意义

当来访者选择的棋子比较多或者所选择的棋子与他们所表达的心理状况不太贴切时，有的咨询师担心自己记不住棋子所代表的意义。遇到这种情况时，咨询师怎么办呢？有以下措施：

（1）继续让来访者表达而不去打断他们。来访者由于自己的认知加工，可能会记得更加深刻。

（2）如果咨询师不理解为什么该棋子能够代表来访者某种状态，可以直接询问他们。

（3）即使双方都忘记，这也是可以理解的。咨询师向来访者表示道歉，并说明自己用心了但的确记不住。

（4）咨询师觉得很复杂的话，可以做些笔记或者在来访者的同意下进行录音。

13.11.4 不知道选择哪种阵法或技术

来访者的问题已经描述清楚，但咨询师不知道选择哪种阵法或技术来指导来访者呈现棋局，这种情况在临床督导中比较常见。原因可能是咨询师对阵法及技术不太熟悉或接待的个案比较少，因此遇到问题较急切的来访者时难以快速找到合适的阵法或技术。如果经常遇到这种情况，咨询师可以这么做：

（1）增加体验。咨询师需要自己体验动力棋所有的阵法和技术。在体验时，咨询师要把自己的体验记录下来，同时还要归纳总结这些阵法和技术的功能及使用条件，从而熟悉各种阵法及技术。

（2）提高个案概念化能力。咨询师需要通过理论学习来提高个案概念化的能力。在动力棋疗法中，阵法及技术都对应着相应的心理结构及问题。如果咨询师个案概念化比较精准，无疑能够帮助咨询师选择恰当的阵法及技术。

（3）增加观摩与督导经验。观摩其他动力棋咨询师的咨询过程或接受督导，从中学习其他咨询师分析问题、选择阵法及技术的思路，这也是非常重要的方法。相信随着经验的积累也会达到熟能生巧的效果。

14 曼陀罗心灵动力棋疗法案例

读者们已经了解了动力棋疗法的咨询过程，也熟悉了各种阵法、技术以及它们的组合。那么，如何把它们运用到临床咨询之中呢？本章我们选取了一些常见问题，并演示几个真实的动力棋心理咨询案例。希望通过本章的学习，读者能够对动力棋疗法的咨询过程及技术的使用有更为全面的认识。

14.1 怕鬼的咨询

女性，24 岁，因怕鬼而影响生活，前来求助。

14.1.1 初始咨询

1. 询问问题，理解期待

咨询师：你好，请问有什么能帮你呢？

来访者：你好，我的问题是这样的，很多人都会怕鬼，但我觉得我对于鬼怪的恐惧程度已经严重影响到我的生活。我最近甚至无法一个人待着了。我从小就喜欢胡思乱想，常常自己吓自己，一关灯就觉得床下有鬼、门外有鬼、身边有鬼……有时情绪上来了，能吓自己一整晚。

咨询师：噢！那你希望通过今天的咨询达到一个什么样的目标呢？

来访者：我希望可以不再那么害怕鬼。

咨询反思

　　来访者问题比较清楚，她知道问题是什么，也能提供比较明确的咨询目标。因此询问问题、理解期待的步骤很快完成。

　　当来访者提出咨询目标时，咨询师理解来访者的目标是减少恐惧，并不需要去深挖这个鬼的象征意义，也不需要去探索她的情结和阴影。因此，咨询的目标属于问题解决，它适合动力棋咨询。

　　此外，对于为了缓解恐惧的咨询目标，动力棋情绪组合策略中已经给出了比较成熟的模式：保护阵法＋分化阵法＋歪理邪说阵法；降魔阵法＋超时空对话阵法＋羽化阵法＋画瓢技术。针对来访者怕鬼的具体情况，咨询师此时心中有了基本的方案：动力棋的降魔阵法可能可以帮助来访者。

　　2. 聚焦问题，明确影响

　　咨询师（笑着说）：嗯，你希望自己不害怕鬼？

　　来访者：对。如果能够这样，我就非常高兴。

　　咨询师：嗯，我理解。我会尽力帮助你达成目标。在咨询之前，我想请你来评估怕鬼对你的影响有多大，你觉得可以吗？

　　来访者：好的，没问题。

　　咨询师：请你认真思考一下，如果不怕鬼这个目标永远都无法达成，你觉得它对你的生活会有多大的影响呢？请你用 1 分到 10 分来评估。1 分代表怕就怕，没什么大不了，它对你没有什么影响；而 10 分代表怕鬼这件事会对你生活的方方面面都有影响，比如你的工作、睡眠和恋爱等。你会打多少分呢？

　　来访者：我觉得要达到 8 分左右。

　　咨询师：好的。第二个问题，如果这个目标无法达成，你觉得它影响你的时间会有多长？是几个月、几年还是一辈子呢？还是一样用 1 分到 10 分来评估，分数越高影响时间越长。

　　来访者：我估计可以打满分 10 分。我小的时候以为长大了就不怕了，没想到现在依然还是这么恐惧。所以，我觉得如果不解决，它会影响我一辈子的。

咨询师：好，要请你来评估第三个问题。如果不借助心理咨询，你觉得有多大的信心改变自己，让自己不怕鬼呢？还是 1 分到 10 分，1 分代表自己一点信心都没有，而 10 分代表非常有信心。你为自己打多少分呢？

来访者：4 分。

咨询师：嗯。经过你的评分，我感觉到怕鬼对你的生活影响还挺大的呢！

来访者：对啊，因为没有人会每天 24 小时在我身边给我安全感，我总要学会一个人生活。可是每次我一个人的时候，就开始控制不住地胡思乱想。我想控制都控制不住自己。

咨询师：嗯，因为怕鬼而不敢独处，这的确会给你带来不少的麻烦。那么，我们这次咨询的目标就是减少鬼给你带来的恐惧，你确定吗？

来访者：我确定。

> **咨询反思**
>
> 通过评分，来访者更加坚定与咨询师一起探讨对鬼的恐惧的决心；而咨询师再一次请来访者确认，来访者仍然可以选择咨询的目标是减少恐惧还是其他相关问题。因此，请来访者确认咨询目标，这不仅能让来访者感受到被尊重，同时也可以让来访者体会到她对咨询的方向负有责任。

3. 呈现棋局，自我探索

咨询师：好的！那我先跟你讲讲我对鬼的认识，看看你是否同意。从心理学的角度讲，鬼之所以会让人恐惧是因为它无处不在，就像我们平常所说的"神出鬼没"，我们拿它没有办法。如果能够让鬼现身并看清楚它，然后调动我们内在的力量来对付它，我们可能就不会那么害怕了。所以，鬼最让人恐惧的地方就在于它无处不在，我们又无法看清楚它，不知道它会怎么对待我们。从某种角度来说，鬼是人类投射恐惧最好的载体，是人主动拿它来自己吓自己。你觉得呢？（分享个案概念化）

来访者（若有所思）：我觉得你说得有道理。那你觉得怎么样才可以减少对它的恐惧呢？

咨询师：嗯，那我们一会儿使用动力棋的"降魔阵法"来帮助你减少对鬼的恐惧。它要求你先具体地描述一下这只鬼，然后我们一起来寻找可以应对它的方法。如果我们找到有效的方法，可能就不会那么恐惧了。你愿意来试一试吗？

来访者：听起来感觉挺靠谱的，我挺想试一试。

咨询师：好的，谢谢你的配合，那我们现在开始。你刚才说害怕鬼而无法一个人待着，你能跟我具体地描述一下这只鬼吗？比如说它是在什么时候出现的。请充分发挥你的想象力，描述得越具体越好，因为鬼必须依靠人的想象才能显现。

来访者（点点头，闭上眼睛思索）：好的。让我印象最深刻的一次是我要去开门的时候，我觉得它就在我后面。

咨询师：嗯。你能看清楚它吗？它是男的还是女的，长什么样，它想对你做些什么？

来访者：我可以试一试。我想它是一只中年男性鬼。它很脏也很丑，而且脸上有很多的皱纹。每次它在我脑海里出现时都是面无表情的，但又好像充斥着一股邪恶的力量。我感觉它好像随时都会扑向我，想把我杀死。对，它想把我杀死。

咨询师：嗯！听起来的确让人害怕。现在我们用动力棋来呈现它。你可以在这些棋子里面找一个能够代表这只鬼的棋子并把它摆在中间，然后选择一个能够代表你在冥想的棋子摆在外1。我会在四周点上蜡烛以便我们更好地来看清楚它。你觉得怎么样？

来访者：好的。我看看。

来访者在众多棋子中选了D26"冥想"作为冥想时的自己并摆在外1，与此同时，咨询师在棋盘四周点上蜡烛，并耐心等待来访者选择棋子。来访者花了比较长的时间挑选出C26"年老"并摆在中心。

来访者：我摆好了。

咨询师：好的，你现在看到这个画面时，心情如何？

来访者：我刚才按照你的要求去找一个棋子来代表这只鬼。我头脑中出现了很多可能的形象，一开始非常恐惧。但是，当我把它摆出来之后，

曼陀罗心灵动力棋疗法操作手册

感觉就没有那么害怕了。

咨询师：很好！现在请你想象，当这只鬼出现时，你会通过做些什么事来减少恐惧呢？

来访者：我一般会打开手机播放音乐，虽然可以缓解，但还是很害怕。

咨询师：好。如果说鬼是我们想象的，它是我们内心深处的恐惧，那么，我们内在的力量与勇气也可以通过神佛法器等意象来表达。请你想象一下，你内心会有一些强大而神圣的力量出现，它们会帮助你去战胜这只鬼。你觉得它们会是什么呢？你可以从这些棋子中挑选能代表你内心力量并可以缓解对鬼的恐惧的棋子，然后把它们摆在内圈。

来访者点点头，认真地去寻找适合的棋子。她将 B31 "弥勒"、D32 "佛陀"、D9 "葫芦"、D13 "净瓶" 分别摆在曼陀罗盘的内 1、内 2、内 3、内 4。

咨询师：你能说说它们分别代表什么吗？

来访者：弥勒是一个介乎天堂和人间的使者，它好像可以随时出现来帮助我。葫芦是个宝物，它可以将鬼收走。佛陀是最高的存在，它法力无边，鬼在它面前会变得非常渺小。净瓶是可以教恶鬼向善的宝物。

咨询师：好的，请你把它们朝向中心，对准这只鬼。现在外面还有一些空位，请你再想想还可以用什么来对付这只鬼，然后我们把它摆满，好吗？

来访者将 D8 "盾牌"、D28 "智者"、A36 "红心"、D25 "勇敢" 摆在外 2、外 4、外 6、外 8。

咨询师：好的，请你描述一下这四颗棋子，它们分别代表什么呢？

来访者：盾牌可以阻挡任何恶鬼的入侵。智者可以赐予我力量，让我有能力去与恶鬼对抗。红心是这人世间的所有真善美，它可以感化恶鬼。这个勇士是愿意为我去与恶鬼殊死搏斗的。

咨询师：非常好。如果现在我们想象的那只鬼真的出现了，你会依次想请谁来帮助你呢？请你按照顺序，在内 1、内 2、内 3、内 4 呈现出来。

来访者调整了一下位置，她把葫芦从内 3 移到内 2，把佛陀从内 2 移到了内 3。

咨询师：非常好！现在我们再来想想，怎么样才能激活你内在应对鬼的资源？或者说，它们在什么情况下才会帮助你呢？

来访者：我想只要我乐观地相信自己，就可以召唤出葫芦了，而佛陀的话得烧香拜佛才会出来，然后我可以读一段经文或咒语召唤出净瓶。

咨询师：嗯，很好！当我们需要这些力量时，我们能够召唤它们。现在，请你找出代表这些方式的棋子并摆放在与内圈相对应的外3、外5、外7。

来访者将A26"哆啦A梦"、D14"佛珠"、A33"书"摆在外3、外5、外7。

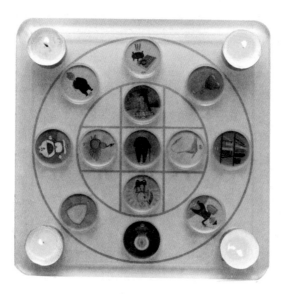

图14-1　降魔阵法

咨询师：嗯。你现在想请谁来帮助你呢？

来访者：我会请佛陀出来，它刚开始不太愿意，后来还是答应了。

咨询师（笑着）：噢？为什么它一开始不太愿意，后来还是答应呢？

来访者：它觉得这个事情太小了，不是很紧急，没必要出马。但是没有它帮忙，我可能会被杀掉，所以危急的时候，它还是会出现。

咨询师：嗯。看来在你最需要时，它还是会来帮助你。如果佛陀出现的话，它会对这只鬼说些什么呢？

来访者：它会说你这个孽障，怎么还在人世间徘徊，速速散去！然后，那只鬼见到佛陀，吓得影儿都没了。

咨询师：嗯。听起来，佛陀的力量很强大啊！那你觉得它还会回来吗？

来访者：我觉得会的，因为它现在逃走是因为害怕，等哪一天佛陀不肯出来了，它还是会回来的。

咨询师：好的，那当它再回来的时候，你还会去请谁出来帮你呢？

来访者：我会去请弥勒过来。我感觉弥勒比较擅长对付这种恶鬼。

咨询师（表示好奇）：噢？说说看，弥勒会对这鬼做些什么呢？

来访者：弥勒会跟那只鬼说：我非常理解你曾经遭遇过苦难，因此难以放下对人间的怨念。但是冤冤相报何时了呢？哎，你这样纠缠不清，最终只会耽误彼此的时间，于你毫无益处！即使你真的把这个人杀害了，也永远得不到解脱。我这里有一条康庄大道，你随我走吧。说完之后，弥勒就将鬼收进了它的破布袋。

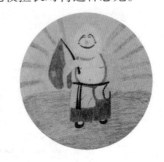

图 14-2 "弥勒"棋子

咨询师：噢？那鬼是如何反应的呢？它愿意跟着走吗？

来访者：它一开始很不情愿，在布袋里拼命地挣扎，甚至咒骂弥勒，但是随着时间的流逝，它慢慢意识到自己的错误，决心离开我，去寻找属于它的光明。

咨询师：听起来真不错。请你想象一下，如果弥勒把这只鬼放出来，你觉得它会是什么样子的？

来访者：它换了一身干净的衣服，脸上的皱纹舒展开了，变成一张祥和的脸……

咨询师：那你们之间会说些什么呢？

来访者：我会对它说：你快走吧，长路漫漫，不要浪费时间在我身上了。我们都值得更好的生活，我祝福你，离开我之后你一定可以很快找到你的光明大道。它怔了一下，然后对我说：对不起，因为我的执念，害了你这么多年，我也祝福你。然后它就走啦。

4. 调整棋局，激发自性

咨询师：嗯！听起来是一个非常好的结局。那你现在还怕它吗？

来访者：嗯，还是有点怕，还是不想见到它。

咨询师：好的。看过《新白娘子传奇》吗？记得法海用雷峰塔来镇压白素贞吗？如果还是怕的话，请你挑选宝塔这个棋子叠上，再请弥勒站上去。你愿意试一试吗？

来访者：好，我来试一试。

来访者按照咨询师的指导，完成了这个棋局。

咨询师：你现在心情如何？

来访者：嗯，把它埋在塔底。我感觉安心多了。

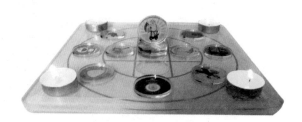

图 14-3　降魔阵法

5. 感悟棋局，理清思路

咨询师：好！通过这次咨询，你感悟到什么呢？

来访者：我感受到其实我内心还是有一些力量可以应对这些恐惧的。如果我能够调动这些力量，就不会这么害怕了。

6. 落脚现实，解决问题

咨询师：是啊！的确如此。当我们能够看清楚它，并且找到应对的方法。就不会那么害怕了。那么，我们的咨询时间差不多到了。回家后，当你再出现这种情况时，想象你今天所摆放的动力棋。想想你可以运用佛陀、弥勒、葫芦及净瓶的力量来对付它。如果你愿意的话，也可以选择画出这个弥勒的形象，以便在你需要时能更好地召唤它。我们下次咨询时，再一起来探索这些方法的效果。

来访者：好的。谢谢你！我回去试一试。

咨询反思

从个案概念化的角度来分析，对鬼的恐惧可能是心理创伤所形成的恐惧感的投射，即鬼是恐惧感的载体。当自我缺乏有效的情绪调节或心理防御能力时，就会体验到强烈的恐惧感，从而影响自我功能。

降魔阵法的功能就是为了激发自性保护动力，帮助自我应对恐惧的防御机制。降魔阵法是如何做到的呢？首先，它让来访者把恐惧意象具象化，然后让来访者选择出八种应对恐惧的策略，并从中选择出有效的方法。在此基础上，还要找出激发的方法。

来访者找到了葫芦、佛陀、弥勒、净瓶、智者、红心、勇敢及盾牌，其中她认为弥勒最有帮助。弥勒是先收伏后教化，这符合处理恐惧的策略。从象征性的角度看，弥勒与智者可以视为阿尼姆斯的积极面与消极面，可能与父亲的依恋相关。不过，由于来访者的目标是处理恐惧的情绪，因此不必要去分析更深层面的问题。

降魔阵法最后的环节让来访者使用宝塔及弥勒来压制恶鬼，这意味着让来访者暂时使用压抑和隔离的心理防御来缓解心中的恐惧。这是比较低水平的心理防御。因此，为了达到更好的咨询效果，还需要进一步处理。

最后，在布置作业时，咨询师建议来访者画出弥勒的形象，这是使用了动力棋的画瓢技术，它可以让来访者通过内摄弥勒的积极力量来增强自我力量。

14.1.2 后续咨询

1. 询问进展，获取信息

咨询师：你好，最近怎么样呢？

来访者：我感觉好多了，能自己待着的时间延长了，并且当那些不好的念头出现时，我知道该如何应对。

2. 回顾作业，检验效果

咨询师：太好了！你能否具体描述一下，它出现后，你是怎么应对的？

来访者：我感觉上次咨询之后，非常奇怪，这只鬼不怎么出现了。还有，你让我画棋子中弥勒的样子，我也画了，没想到还挺管用的。偶尔鬼出现了，我能很快地想起弥勒和佛陀，感觉自己有力量去对付它了。不过，我觉得还是不太够啊，晚上一个人的时候仍然不敢关灯睡觉，这挺影响我的睡眠的。

3. 根据需要，排序议题

咨询师：噢？那这次咨询，你希望我们一起来探讨什么呢？

来访者：嗯。我感觉这只鬼埋在塔底下，迟早有一天会出来。我希望能够处理得更加彻底。

咨询师：好的。那我们这次咨询的目标就是更深入地处理你跟这只鬼的关系，让你对它的恐惧进一步得到化解，你觉得怎么样？

来访者：好啊。这也是我希望处理的。

咨询反思

由于来访者的问题比较明确，而且是延续上次的咨询议题，因此以上三个步骤的进展比较快。

来访者主动表达作业完成的情况，这说明来访者对咨询师的信任。可以说，良好的咨访关系是动力棋疗法发挥作用的重要基础。

---

4. 工作议题，深入探索

咨询师：嗯。现在请你在棋盘中找出能代表你现在状态的一个棋子，另外再选择一个你心中认为最有力量而且能够化解各种问题的导师形象，它也是你最想成为的人。然后，请你把代表自己的棋子放在外 1，而导师放在中心。

来访者：好的。

在来访者选择自我意象及导师时，咨询师在曼陀罗盘的外周摆放蜡烛并点燃，并且在中心叠放四颗空白的水晶棋子。来访者将 A4 "兔" 摆在外 1 并将 D28 "智者" 立在四颗空白棋子上面。

咨询师：请介绍一下，你选择的是什么呢？

来访者：我选择兔子代表我，因为我觉得自己比较胆小；至于导师我选择这位看起来充满智慧的老人，我感觉他像太上老君或者充满智慧的智者。

咨询师：很好！现在请你想象，假如有一天机缘巧合，你有幸遇到这位智慧老人，那么，你们会以什么方式相遇并且你愿意向他请教些什么？而这位智慧老人又会教导你什么呢？

来访者（认真思考，表情严肃和庄重）：我们可能会在一个林间的小路上相遇。我问他怎么样才能变得更加勇敢和强大，他对我说：勇敢和强大是相对的。勇敢是你既相信自己的能力，又看到对方的弱小；而强大是你愿意去理解和接纳对方的不足与不幸。在我眼里，你现在的确无助，但我愿意相信你内在拥有各种力量。你值得拥有这些力量，但有一点你得牢记，你必须相信你自己，也必须非常努力地去发现自己。现在，我愿意赐予你一些力量来帮你渡过难关。

咨询师：嗯，你认同智者的话吗？

来访者：是的。我觉得他说得有道理。

咨询师：好的，请你想象一下，说完这番话后，智慧老人消失了。而很久以后，你经过努力，有一天也变成了智慧老人。

咨询师将A4"兔"倒扣在空白棋子上，并将D28"智者"立在上面。

咨询师：请你想象现在你成了智慧老人。你挑选一下最想要去教化的众生。你把它们都挑选出来，摆满整个棋盘。

来访者认真思考，然后将C8"孤立"、C32"抑郁"、C19"虚伪"、D2"受困"分别摆在外1、外3、外5、外7，将C16"车祸"、C34"自大"、C4"吵架"、C2"偏心"分别摆在内1、内2、内3、内4。

咨询师：好的，现在你面对着这些身处苦难的人们，作为智慧老人的你，愿意对他们说些什么呢？

来访者：我会对他们说：人生充满着变数，跌入谷底不是你们的错，它只是一种存在的状态。你们不要去责怪命运的不公，也不要责怪别人，更不要责怪你们自己。发生了这些事情，你们要先学会接受，然后放下它，如此，才可以走出困境。倘若执迷于报复、索取、怨恨……那么苦难将永远伴随你们，只有放下这些执念，你们才能得到真正的解脱。

咨询师：很好！当你讲这些的时候，你的心情如何？

来访者：我感觉到我对这个世界充满着深深的爱，对不幸的人充满深深的同情。

咨询师：很好啊！现在请你将棋盘中的一颗棋子替换下来，换上代表你恐惧的那只鬼，让它来听你的教诲。你愿意吗？

来访者点点头，把内1 C16"车祸"的棋子拿走，换上 C26"年老"。

咨询师：好的，现在请你再向这些多灾多难的人传道，你可以重复刚刚的话，也可以再添加一些话。

来访者：可怜的众生啊，你们活在阴影里，啃噬着人间的光亮，也蒙蔽了自己的心。你们的路我都走过，我知道其中的艰辛。你们受到了糟糕的对待，你们想要反击，这些我都能理解，但是这并不是正确的出路啊！我早已为你们备好充满温馨与光明的道路，只要你们回头，我一定牢牢接住你们！

咨询师：很好！这时，被你普度的众生会有什么反应呢？我们请他们来分享一下。

来访者：他们的神色慢慢变得柔和，眼里闪动着泪光。有一个人说：这些年我都是靠仇恨支撑着，从来没有想过自己可以变好。我以为没有了恨，我也就不存在了。谢谢你把我从仇恨里拉出来，我愿意从今天开始，潜心向善。

咨询师：好，那此刻你看向你的恐惧意象，看看那只中年恶鬼。它现在怎样呢，它会对你说些什么？

来访者：它表情凝重，若有所思的样子，然后向我下跪并双手合十。当我看到它下跪忏悔时，我心里对它充满了深深的同情。它说：我错得太离谱了，其实我也好累，当我将怨念散播在人间的时候，我会得到一时的快乐。但过后，我又会陷入沉重的哀伤里，我其实并不快乐！我不知道怎么走出来，只好一次又一次地去追求那一时的快感，然后再陷进更大的绝望。现在我知道该怎么做了，真的对不起你！听了你的教诲，这次我真的会变好，谢谢你！

咨询师：很好啊，那你想跟它说什么呢？

来访者：很高兴听到你的悔悟。请带着我的教诲与祝福走出一条新路。往后，希望你不再有悲伤，祝愿你越来越好！

咨询师：请你想象，这只鬼听从你的教诲之后也成为智者。它会变得如何？它愿意向什么人布道呢？

咨询师将 C26"年老"倒扣在兔子上，并将 D28"智者"立在上面。

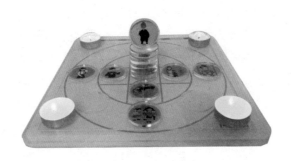

图 14-4 羽化阵法

来访者：你们正在遭遇的苦难，也曾是我遭遇过的。我相信现在你们的心里一定充满怨恨，恨这个世界不公，恨自己无能，甚至想用最恶毒的方式去回击这个世界。是的，我就是这样做的，我出现在无数人的噩梦里。我搅乱他们的生活，并以此为乐。可是最后我得到的仍然是挥之不去的仇恨，我才发现，他们的噩梦，其实也是我的噩梦。你们千万不要愚昧地去泄恨，这个糟糕的方式不会让你们的现状有丝毫好转，你们要放下，不要沉迷于无谓的报复里。冤冤相报何时了，你们坦然地接受命运给你们的安排，再艰难也有变好的一天，这一天到来的时候，你们才是真正解脱了。

5. 总结回顾

咨询师：很好。经过这两次动力棋体验，你感悟到什么呢？

来访者：这是第一次有人把我想象中的鬼当真，也是第一次有人不去安慰我说不要胡思乱想。我知道是自己胡思乱想，也知道鬼是不存在的，可是这种安慰真的一点用也没有啊。当你让我用动力棋来跟它沟通时，我对此非常惊讶。更奇怪的是，当你让我把那只鬼抓出来，甚至跟它对话的时候，我居然一点也不怕了。我第一次感觉到对那些虚无缥缈的东西有了控制感，就好像抓住了那只鬼，不再是对着空气害怕然后不知道自己在怕什么。

咨询师：是啊。只有把你心里的恐惧呈现出来，让你清楚它是什么，我们才能去面对。心理学称这个过程为外化。如果一直不外化，人就拿它没办法，也就没有后面可以跟它沟通和解的机会。

来访者：对啊。你不仅让我跟它对话，甚至还让我去教育它。我就觉得，天哪，我还可以教育它！我突然觉得自己很强大，然后心里的那种能量就一直在积攒，最后我觉得这只鬼其实很弱、很可怜。所以，智慧老人说的是对的，真正的勇敢与强大是相信自己的力量，看到对方的弱小并能去理解他们。

6. 布置作业，强化效果

咨询师：很好啊！的确如此。那么，如果以后这只鬼再出现，你会怎么做呢？

来访者（笑）：我知道了。它再敢出现，我就以智者的身份教化它：你为什么还冥顽不灵？为什么还食言，不努力向善？

咨询师（哈哈大笑）：这是一个好老师！对徒弟负责啊，难得难得！如果下次出现，就用这样的形式教化它。

来访者也笑了。

咨询师：那好！通过动力棋咨询，我们基本能够达成我们所商定的咨询目标。咨询结束。感谢你在咨询中对我的信任。

来访者：嗯，谢谢老师的帮助。

咨询反思

来访者期望进一步处理对鬼的恐惧，这与咨询师对她的个案概念化一致，即通过压抑与隔离并不能彻底化解对鬼的恐惧。

如何选择适合的阵法呢？这意味着需要快速提升来访者的自我力量及提高来访者的心理防御，这就需要发挥自性的超越动力。因此，咨询师在超越动力的阵法及技术中选择。

在文化中，鬼不仅承担了人类恐惧情绪的投射，也是阴影最好的表达。所以，超越阵法中的羽化阵法能够帮助来访者看到阴影中的积极面向，从而降低对阴影的恐惧与厌恶。在咨询中，咨询师评估来访者的优势功能是内倾直觉（IN）。因此，羽化阵法适合该来访者。

羽化阵法是怎么帮助来访者的呢？为了凸显来访者自我力量，它先让来访者认同其榜样即智者，然后让其成为智者来度化鬼。在这个过程中，来访者明显感受到超越动力给自我带来的力量，这让她有能力去教化鬼。不仅如此，羽化阵法还要让鬼去度化他人，这无疑是借助超越动力，实现阴影的转化。

所以，在动力棋咨询中，在对来访者进行准确的个案概念化基础上，能否选择恰当的阵法和技术，往往决定了动力棋咨询的效果是否显著。

14.2　与姐姐的关系处理

女性，27 岁，因与姐姐的关系不好，希望改善姐妹关系而前来求助。下面是动力棋咨询过程。

1. 询问问题，理解期待

咨询师：你好，请问有什么能帮你呢？

来访者：我和我姐姐的关系很差，今天想跟你探讨一下怎么去处理跟她的关系。

咨询师：嗯，好的。你能具体跟我说说你和姐姐关系是怎么样的吗？

来访者：好的。虽然我们从未有过大的争吵，但其实我们一直是貌合神离。她曾多次向我靠近，但都被我生硬地推开了。我觉得我恨她，甚至不想看到她。

咨询师：姐姐是怎么样的人呢？具体和我描述一下，你都恨她什么呢？

来访者：她是个很自私的人，从小到大她很少照顾过我，反倒是一直要我去迁就她，忍让她，家里有什么好东西她一定第一时间占有。她脾气很差，只要稍微惹她不开心了，就会大发雷霆，砸家里的东西……

咨询师：嗯，姐姐有很多你无法容忍的缺点。那你希望通过今天的咨询来达成什么目标呢？

来访者：我希望我能不再那么恨她了，毕竟她是我的姐姐，可是我真的很难做到，我就是放不下对她的恨。

咨询师：好。我理解。你希望通过咨询来放下对姐姐的恨。你觉得怎么样才能比较好地放下对她的恨呢？

来访者：我们之间的相处至少要融洽一些。当她向我靠近的时候，我可以心平气和地去接纳她。

咨询师：嗯，能不能这么理解，通过今天的咨询你希望可以找到和姐姐相处的方式。

来访者：是的。

2. 聚焦问题，明确影响

咨询师：好的。我们需要先评估这个问题对你的影响。如果这个目标无法达成，你觉得它对你的影响有多大呢？1 分到 10 分，1 分代表没什么影响，不解决也没关系；10 分代表迫在眉睫，如果不解决这个问题，它会对你有很大的影响。你觉得可以打多少分呢？

来访者：7 分吧。虽然它不会时刻影响到我的生活，但是跟她关系不好会让我的情绪特别容易波动，影响我的心情。

咨询师：好的。第二个问题，如果这个目标无法达成，你觉得它影响你的时间会多长？是几个月、几年还是一辈子呢？还是一样用 1 分到 10 分来评估，分数越高则影响时间越长。

来访者：我估计可以打满分 10 分。我觉得这个问题没有解决会一直存在。

咨询师：好，现在我们再来评估你对自己独自解决这个问题的信心。1 分代表完全没信心做到，10 分代表你觉得自己可以解决，1 到 10 你打多少分呢？

来访者：3 分左右吧。我觉得自己很难解决，因为我实在是太讨厌她了！

咨询师：嗯。听起来与姐姐的关系不好对你的影响比较大。那我们今天咨询的目标就是探讨你与姐姐的关系，看看如何与她更好地相处，你确定吗？

来访者：确定。

3. 呈现棋局，自我探索

咨询师：好的。要学习怎么样与她更好地相处之前，先要来探讨你为什么这么讨厌她，然后看看怎么来化解你对她的不满。你能说说她身上有什么样的特质让你那么讨厌吗？请你尽可能多地说出来。你可以在这些棋子中找出代表姐姐身上的这些特点的。请你在这个棋盘上摆成一个叉的形状来表达你的厌恶。

来访者：她很自私，很胆小，很没用，虽然一副很霸道的样子，但其实就是纸老虎。遇到一点点不如意的事就要大吵大闹，好像全世界都欠了她一样！她做事慢吞吞的，有时跟她讲话要讲好多遍她才听得懂，但我觉得她明明就是听到了，还要再三地问，很烦，所以我觉得她很虚伪。

来访者（情绪比较强烈）：然后她攻击性也比较强，喜欢控制别人，要别人听她的话，不顾大局，吃相难看……

咨询师：嗯。听起来姐姐有很多让你厌恶的品质。一提到这些，你就很生气。我们看看能否找一些棋子呈现出来。

来访者在中心摆上 A13 "狐狸" 代表自私，在内 1 摆上 C5 "孤独" 代表没用，在内 2 摆上 A14 "乌龟" 代表动作慢，在内 3 摆上 C31 "生气" 代表脾气很差，在内 4 摆上 B23 "友谊" 代表不顾全大局，在外 1 摆放 C19 "虚伪"，在外 3 摆上 C33 "掌控" 代表控制欲，在外 5 摆上 A10 "鸡" 代表攻击性，在外 7 摆上 D7 "世俗" 代表吃相难看。

咨询师：好的。那现在请你看看这个棋局。我们体会一下姐姐让你最讨厌的品质都有哪些。请你把它们放在中心和内圈。

来访者将 A13 摆在中心，将 C5、C33、B23、C19 摆在内圈。

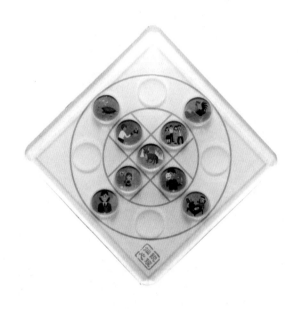

图 14 - 5　打叉技术

咨询师：请你再来说一说这些棋子都分别代表什么，然后用最难听的话骂出来！

来访者：我知道她因为性格不是很好所以没什么朋友。可能周末没人陪吧，她就想我陪她逛街。我其实真的不想，但有时迫于无奈就勉强答应了。然后她买衣服就买衣服吧，还要对我挑的东西评头论足，说什么我的眼光土里土气，农村味重。我喜欢新奇的东西，她会用很嫌弃的语气说什么她就不喜欢这种东西，这是什么破玩意！她小时候还经常向妈妈告状，说我贪玩什么的。记得小时候有一次我抓了一条小虫子在玩，觉得特别可爱，然后她看见就硬要我把它扔了，说虫子会咬人，不扔她就要踩死我的虫子。我好生气，这么小的虫子有什么好怕的，可是我又怕被妈妈骂，只好扔了。反正从小到大，这样的事数不胜数啊！她总是因为自己的胆怯来干扰我的生活。你自己没用就算了，还要用你的没用来威胁我，真是太可恨了！

来访者（停了一下）：她觉得她自己就是最好的。一副清高臭美的样子，都不知道有多恶心！好几次我想两巴掌扇醒她，对她说：你以为你自己是仙女啊！她脾气特别差，小小的事情就要大发雷霆，然后大吵大闹，像个疯婆子一样，真是有病！对，她就是有病！我不知道为什么会这么倒霉，有这样的姐姐！我好多年没叫她姐姐了。我觉得她根本不配当一个姐姐！对，她就不配，她没有资格！

咨询师：嗯，说这些时，我能感受到你非常怨恨她。看着这盘代表姐姐缺点的棋局，你还有什么想对她说的吗？

来访者：我真是受够她了。我想对她说：你是什么人啊！你以为自己是谁啊！我从心底就不认可你！

咨询师：嗯。当你说完这些之后，心情如何？

来访者（情绪比较平静）：我感觉到从未有过的痛快。这些话，我憋在心里很多年了。我始终没有表达出来。说出来后，感觉心里轻松了很多。

咨询师：好。现在请你把所有代表姐姐缺点的棋子叠起来放在中心，再选一个能代表你姐姐的棋子放在中间。

来访者照着咨询师的引导做，并选择 A10 "鸡"作为姐姐。

咨询师：你看着这个有着这么多缺点的姐姐，你对她的态度如何？

来访者：我不喜欢她。我挺讨厌她的。

咨询反思

　　从个案概念化的角度出发，强烈的愤怒无疑是情结。在成长的经历中，姐姐给来访者带来了不少心理创伤，让她对其产生了强烈的愤恨。情结的背后有着原型的核，显然在这里是阴影。换言之，来访者把阴影投射给了姐姐。从情结的结构上看，尊重防御机制，帮助宣泄情绪、回忆经历，才能慢慢改变偏差认知。

　　从技术上来看，来访者的情绪积压了这么多年，需要宣泄情绪才能进入理性的探索。在表达情绪时，打叉技术不仅能有效地表达愤怒，而且可以帮助来访者认清阴影。这是达成良好的沟通的前提。

4. 调整棋局,激发自性

咨询师:好。你是从小到大都讨厌她,还是从某个时期才开始的呢?

来访者(思考):不是一开始就讨厌。我想是慢慢才不喜欢的。

咨询师:嗯。我们不妨从整个人生历程来体验你对她的态度及感受。这样可能会帮助你更好地理解你与她的关系,也知道怎么与她相处。你愿意吗?

来访者:好的。

咨询师:好,现在请你选择8个棋子来代表你的生命历程,也就是从你出生到死去的8个阶段。你选择好后,把这8个棋子以外1为出生而外8为死亡,按照时间顺序摆在外圈。清楚要求吗?

来访者:清楚。

来访者将A10摆在中心,将C36"希望"摆在外1,将B8"读书"摆在外2,将B34"母性"摆在外3,将D25"勇敢"摆在外4,将B9"考试"摆在外5,将D20"灯塔"摆在外6,将B27"爷爷奶奶"摆在外7,将C28"坟墓"摆在外8。

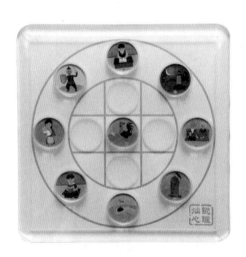

图14-6 时间之轮阵法

咨询师:很好!现在请你跟我讲一下这8个棋子分别代表什么,可以吗?

来访者：这个（C36"希望"）代表新生，就是我刚刚出生的时候；这个（B8"读书"）是我的学生时代；这个（B34"母性"）是我做母亲了，有了自己的孩子；这个（D25"勇敢"）是我要去打拼事业；这个（B9"考试"）是我的孩子长大了，他在用功学习；"灯塔"是我经历了一定的岁月，有了一些人生的阅历，可以对这个世间有所作为；这个（B27"爷爷奶奶"）是我老了，和老伴一起逛公园；这个（C28"坟墓"）就是我死了，变成黄土了。

咨询师：好，现在请每一个阶段的你来和中心的姐姐对话，从第一个阶段开始，你会说些什么呢？

来访者：第一个阶段……就是我刚出生时，我会觉得这个人真讨厌，看上去就不是什么善类，我会远离她，不跟她讲话，免得跟她靠太近的话她会为了自己的利益而伤害我。然后在我的学生时代，我会跟她说：你走开，哪边凉快哪边待着去，不要来缠着我，我真的很讨厌你这样的人，我们各过各的，你不要来对我指指点点，我也不评价你的生活。然后我生完孩子的话……我可能会对她说：其实是不是父母没有教育好你呢？也对，从小父母就觉得要把好的东西给大的孩子，也难怪你会形成这种唯我独尊的坏毛病。你是他们的第一个孩子，他们对你肯定会更加宠溺，唯恐会伤害到你。唉！这样子说起来，你也是挺可怜的。我去打拼事业的时候，可能我看待她的眼光会比较不同了吧，也许是爱恨交加？

咨询师：噢？那么你会对她说些什么呢？

来访者：我会说：你真可怜，你的双眼都被蒙蔽了，你不知道对错！我痛恨你，也可怜你。我希望你可以走出你狭隘的世界。然后这是我的小孩在读书，我觉得大人的事最好还是不要牵扯到孩子，将来她也会有小孩。我希望我们的下一代不要受我们的影响。我希望我的孩子在这个世界上可以多一分支持，毕竟血浓于水，家人总是要在一起的……

咨询师：嗯！是啊，血浓于水。这时你会对你姐姐说什么呢？

来访者（平静，语速缓慢）：我会说……我知道你也不容易，你变成今天这样也并不是你想要的。生命里有很多事情是我们控制不了的。即便再不堪，你也是我的姐姐，我们身上流淌着同样的血液，我也不想去破坏这样的缘分。

咨询师：很好啊，接下来呢？

来访者：接下来是我的人生已经走完一半的时候。我选这个灯塔是希望将来自己有能力了，可以去帮助更多有需要的人。她是我的亲姐姐，我更应该要帮她才对。我会对她说：你错了，你没有任何立场对我指手画脚，因为你从来没有承担过做姐姐的责任，一直以来都在逃避，以为躲起来就没事，却不知道有多少人在后面给你收拾烂摊子。你任性、骄横、没有担当，但你是我的姐姐，我和你说这些话不是为了向你撒气，我希望你明白，这世间除了家人，没有人愿意这样包容你。你如果一直不去正视自己的问题，迟早会毁了自己。

咨询师：嗯，不是撒气而是给她忠告，你内心也是希望她好，对吗？

来访者：是啊！然后当我老了，我会对她说……过去谁对谁错，已经不那么重要了，现在我只希望你过得好，希望你的生活不要有太多磨难。嗯……我死了之后呢，希望她这一辈子没有白活吧，我会对她说，生命这样短暂和脆弱，你一定要好好珍惜，不要把时间浪费在自己的坏脾气上，要去做有意义的事情。

咨询师：嗯。从你的描述我感受到你在不同的人生阶段对姐姐的态度是不一样的。而且你对她的态度从一开始的愤恨、隔离，转变到慢慢理解接纳，最后去感化她。

来访者：对……不管我再怎么恨她，我心里还是希望她好的。我也不是说多恨她，如果她能变好一点，我也愿意好好跟她相处啊。

咨询反思

从个案概念化角度来说，情结由躯体反应、防御机制、意象画面、消极情绪、偏差认知及未被满足的需要组成。要达成与姐姐更好地相处的咨询目标，必须要处理情结。那么，要处理到什么程度呢？按照《化解情结目标清单》，该案例需要到改变偏差认知才能实现咨询目标。

通过打叉技术宣泄了对姐姐的愤怒之后，用什么样的阵法才能帮助来访者改变认知呢？这就需要发挥自性开悟动力，让来访者一方面放下偏见，另一方面从更高的角度来看待她与姐姐的问题。在开悟阵法中，时间之轮阵法就是要从不同的时间来看待这个事件。

不过，让来访者摆时间之轮阵法的前提是来访者情绪得到了充分宣泄。因此，在咨询中，咨询师需要观察来访者的表情并得到来访者的确认后才可以使用该阵法。否则，当她内心仍充满着仇恨时，生硬地改变认知会引发来访者的逆反心理。

5. 感悟棋局，理清思路

咨询师：嗯，是的。请你来想象，假如临死之前的你来跟现在的你说话，让你处理好与姐姐的关系，不带遗憾地离开人世间，她会告诉你什么呢？

来访者：临终前的我对现在的我说：人生有很多事情的发生是有缘由的，她成为你的姐姐，不是平白无故。她是来教你放下怨念，放下偏见，真真正正地去爱别人的。是的，一生中会遇到无数不可爱的人，难道你都要去恨吗？恨一个人比爱一个人容易多了，但是也会造成你无法得到真正的快乐。你讨厌她，甚至不想靠近她，因为你知道她性格里那些不好的东西，然后你选择了逃避，而不是去帮助她，你觉得你这样做对吗？我知道要让你一下子接受她很难，我也知道这些年因为她你受了很多委屈，但你也看到她现在的处境，你分明看到她的挣扎，却视而不见。该偿还的，她都已经偿还给你了。她再也无法像小时候一样去和你争夺爸爸妈妈的爱，她再也不是那个什么都能得到最好的姐姐，现在的她只是一个掉进了泥沼里，需要你去帮助的人。我就要死去了，可是一想到这辈子与姐姐的关系竟然这样糟糕，我就觉得非常遗憾。所以请你帮帮我，也帮帮你自己，去接纳她，原谅她！你不要把遗憾带进棺材，你和姐姐，应该有一个更好的结局。

咨询师：好！现在的你听到即将去世的你的劝告后，觉得她说得有道理吗？你愿意接受吗？

来访者（认真地点点头）：嗯！我觉得是很有道理的。我也很想改变，很想去跟她沟通！

6. 落脚现实，解决问题

咨询师：好，很高兴你有这样的领悟。那么，接下来我们看看怎么把你的这些感悟运用在现实中。现在请你找一颗棋子表示你愿意去跟她沟通，然后在外面摆上你愿意为了这个目标去做的具体行为。

来访者：首先我可能会跟她打个电话，因为我们其实很久没打电话了，然后约她吃饭。吃完饭之后，我会给她一封信，信中写了很多这些年我想跟她说的话以及建议。因为我觉得当面讲对我来说比较困难。还有让她来我住的地方看一看，因为之前她一直想来看我的小狗，可是我不想她来，所以一直推脱说我没空。希望在宿舍里，我们可以秉烛夜谈，像小时候那样。最后给她一个拥抱。还有，如果可以，国庆节我们都回家一趟，大家好好敞开心扉聊一聊。

来访者将 A26 "哆啦 A 梦" 摆在外 1，在空白棋上写 "打电话" 摆在外 2，将 B26 "饭桌" 摆在外 3，将 B29 "成就" 摆在外 4，将 A11 "狗" 摆在外 5，将 D23 "星空" 摆在外 6，将 B25 "亲热" 摆在外 7，将 D18 "太极" 摆在中心。

咨询师：好的。通过你的计划，我能深深地感受到你想和姐姐改变现状的诚意，这让人感动！那么，你觉得你最先想去实现的是哪件事情呢？

来访者：我想打电话约她出来吃饭，然后跟她好好聊一聊。这个比较容易。

咨询师：很好啊！那我们就把打电话约她出来沟通作为这次咨询的作业。我们下周咨询时，一起来看看你完成的效果怎么样。

来访者：好的。我们下周见。

咨询反思

通过打叉技术和时间之轮阵法，来访者对姐姐的态度已经明显地发生了变化。情绪上，从愤恨转为同情；行为上，她也愿意主动与她沟通。

不过，动力棋疗法要求咨询效果不能只停留在感悟层面，还要落实到现实层面。因此，咨询师最后使用分化阵法和催化技术让来访者思考出各种可能的沟通方式。结果，来访者把打电话约姐姐出来沟通作为可行的方式。

在动力棋疗法中，家庭作业布置需要咨询师与来访者共同协商。因为来访者只有认同后，才会用心去完成。可以说，在下次的咨询中，可以直接依据家庭作业的完成情况来检验来访者这次咨询的感悟是否对她有帮助。

14.3 与父母的关系处理

女性，26 岁，因与父母的沟通存在问题前来咨询。

1. 询问问题，理解期待

咨询师：你好，请问有什么能帮你呢？

来访者：我今天来是想处理我跟父母的关系。我从小是爷爷奶奶带大的，父母在外地工作，我跟他们相处的时间很少。他们的教育观念是给我提供物质生活就够了。因为他们是自己创业，走过的路比较辛苦，所以希望我可以从小就一路畅通，比如从小学就要读重点小学，然后读重点中学，这样一直下去。他们每次打电话来都只会问三个问题：第一，学习怎么样；第二，成绩排名多少；第三，钱够不够用。交流很少，加上我从小学习成绩也不是很好，所以我从 8 岁开始就很恐惧接到他们的电话。他们一打电话，我就会说我肚子痛，接不了。总之，我会找所有能找到的借口去推脱。他们也知道我在逃避接电话，所以就让爷爷奶奶对我动之以情，晓之以理。后来我上初中，要上寄宿学校，那时候还没有手机，他们没办法每天打电话给我，但要求我一个月必须打一次电话给他们。其实打电话给他们也是回答那三个问题。我就觉得反正以后回答那三个问题就好了，其他的也不用说太多。

咨询师：嗯，你觉得你们之间的情感连接非常少？

来访者：是的，有时候我生病了想跟他们说，但还没说出口，那三个问题就已经来了。最后我都是直接把电话放在那儿让他们讲，他们讲了什么我也不知道。

咨询师：听你所说，我理解你和父母关系非常疏远，你甚至在逃避他们。那么，你觉得通过这次咨询，希望达到什么样的目标呢？

来访者：我也不太确定。因为我想走心理咨询这条路，所以觉得这个问题必须要去面对。我不知道究竟要逃避到什么时候，现在我半年不打个电话回去也觉得没事，觉得他们不影响我的生活，我也不影响他们的生活。

咨询师：所以你的问题是什么呢？想通过这次的咨询达到什么样的目标？

来访者：我想有没有办法可以让我面对他们的时候不那么尴尬。

咨询师（鼓励来访者继续深入）：噢！

来访者：比如中秋节回家，我可以想象出我回到家见到他们的那一刻，我叫不出爸妈。其实每次我应该要叫他们的，但是每次喉咙都好像被什么东西塞住了，就是叫不出来！我爷爷奶奶要我去我爸的房间拿个什么东西，在那种情况下，我才叫得出来。要不，就要等到第二天我才能叫得出来。这次中秋节回家我可能又要面对这样一种情况。

咨询师：所以你觉得问题是不知道怎么样和父母相处，你想学会如何与他们相处，是这样吗？

来访者：对，可以这样理解。

咨询师：好，请你精准地描述你想达到的目标是什么。

来访者：我想知道怎么用比较恰当的方式去跟父母相处，而不是采取极端的方式去逃避他们。

咨询师：好的。我的理解是你现在采用比较极端的方式去逃避父母，而你希望达到的目标就是学会用更加成熟的、相对比较轻松愉悦的方式与父母相处，对吗？

来访者：对的。

咨询反思

在咨询过程中，来访者给咨询师的印象是她的问题比较迫切，但又不知道如何处理，因此情绪比较紧张焦虑。

2. 聚焦问题，明确影响

咨询师：好，现在问你第一个问题，假如这个问题一直不解决，它对你的影响范围有多广？1分到10分，10分代表你生活的方方面面都深受这个问题的影响，1分代表这个问题不解决也没有关系，它不会影响到你的生活，你打多少分？

来访者：8分。

咨询师：那很高哦。那第二个问题，你觉得这个问题会影响你多长时间？1分到10分，10分代表你这一辈子都深受它影响，1分代表就这么一两天。

来访者：8分。

咨询师：还是8分。好，假如说没有通过心理咨询，没有通过动力棋，你觉得你自己有多大的信心解决这个问题？1分到10分，10分代表完全有信心，1分代表完全没信心。

来访者：5分，一半一半吧。

咨询师：嗯，一半一半。听起来，感觉你还是非常急迫想要解决这问题。但信心时有时无，是这样吗？

来访者：对的。

咨询师：所以我们今天通过动力棋就是想探索该怎么样更好地和父母相处，你确认吗？

来访者：对。

3. 呈现棋局，自我探索

咨询师：好。那么今天的动力棋咨询，我们先一起摆一摆你跟父母相处时，担心害怕的是什么，让我们看清楚它。清晰之后，我们再来想想有什么方法可以应对，也就是说学习管理你担心与焦虑的情绪。那么，这样就能自然地与他们相处，你觉得这样合适吗？

来访者：对，这是我目前想要的。

咨询师：好，请回忆一下跟父母在一起时最不自然的事情，然后选择一个棋子来代表这种不自然的感觉，并把它放在中间。

来访者认真地寻找，选择 C7 "批评" 并放在曼陀罗盘的中心。

咨询师：好，你想象一下，假如说这个中秋节你回去并跟他们相处，你内心的感受究竟是怎样的呢？

来访者：不想跟他们相处。

咨询师：不想跟他们相处，好，来深入地体会一下。你不想相处的心情具体是什么呢？

来访者（认真地体验）：害怕。

咨询师：害怕什么？

来访者：因为中秋节一回去，他们基本上第一句话就是抱怨，然后是批评。

咨询师：他们会抱怨什么呢？

来访者：抱怨我在外面工作，不怎么给他们打电话。不过，这个也是事实。然后就认为我没有走他们给我安排的道路。他们让我回老家公办学校当老师，但我还是要留在广州工作。还有，我还没有谈恋爱啊，基本上就是这些了。

咨询师：都是在抱怨你，指责你？

来访者：想帮我安排那种对于我来说比较好的生活，就是他们认为对我来说比较好的，因为他们觉得我现在的生活，没有活出他们所期待的样子。

咨询师：所以他们对你是有怎样的想法呢？

来访者：有一些期待吧。

咨询师：有一些期待，也有一些失望，对吗？

来访者：对，可以这样理解。

咨询师：当清楚知道他们对你既有期待也有失望时，你心里最真实的感受是什么呢？

来访者：我觉得我过好自己的生活，我过得开心，父母看到我开心，尊重我的生活就好了啊！

咨询师：所以你期望父母尊重你？

来访者：对。

咨询师：嗯，我能理解。不过这不是情绪，你的情绪是？

来访者：情绪……总觉得好像好久没有去感受过那种情绪了。应该是有点愤怒吧！我就是我，你为什么非要我去过你给我安排的人生啊?！我会抱怨，这种情绪有时候会很强烈，因为这本来就是我的人生嘛！我再苦也是我自己愿意的，我已经成年了。你不理解不支持没关系，但不要阻止我就好了！

咨询师：不要阻止你，好。选择一个代表生气的棋子摆在这里。

来访者选择 C31"生气"来表达。

咨询师：除了生气的情绪还有其他什么情绪吗？

来访者：抱怨吧。

咨询师：抱怨也不是情绪，抱怨是行为。请你再深入体验他们抱怨你时，你内心最真实的情感体验。

来访者：伤心吧。他们是生我养我的人，我也是懂得感恩的人，可为什么就不理解彼此？双方都想为对方做一些事情，但就不理解对方的想法，也不接受对方的想法。

咨询师：你希望他们理解你，你也愿意去理解他们。但就是做不到彼此尊重和理解，内心感到无奈、失望和悲伤。

来访者：对。

咨询师：好，来！请再选择一个代表伤心的棋子摆在这里。

来访者选择 C30"自责"来表达。

咨询师：愤怒、伤心，还有没有其他心情呢？你仔细体会一下你的心情。

来访者：憎恨。

咨询师：噢？恨？

来访者：嗯。

咨询师：憎恨，它比愤怒强烈很多啊！

来访者：是的。我憎恨自己的身份。如果我不是你们的女儿就好了。我会有这种想法。

咨询师：你是说如果你不是他们的女儿，你会有更好的父母，他们就不用管了？

来访者：嗯，小时候也有这种想法：我为什么是你们的女儿啊！我怎么就摊上你们了。我觉得我是穷人家的女儿也好啊，我陪爸妈做农活也好。虽然小时候爷爷奶奶很疼自己，但还是代替不了父母给的那种关心和照顾啊！小时候写作文就编放学了，下大雨，我妈来接我，其实根本就没有的。算是有一种怨恨在里面吧，我觉得。

咨询师：恨他们？

来访者：不，应该是恨这个身份。

咨询师：恨他们？

来访者：也算是恨吧。

咨询师：恨他们还是恨身份？

来访者：我觉得这几年我更恨这个身份。

咨询师：嗯，说说看，你恨的是什么身份呢？

来访者：长女。我们家族很重视家族观念，而我是长女，从小就被教育样样都要好。如果我一样不好就会破坏我弟弟妹妹的人生（开始哽咽），他们会有这种教育方式。

咨询师：嗯，你压力很大。他们想把你树立成为典范，如果这个典范是反面的，他们就会对你很失望，失望你没有听他们的话？

来访者（哭了，情绪稍微激动）：嗯。一路走过来很辛苦，我爸妈都不管弟弟妹妹，然后作为长女的我不想自己的弟弟妹妹经历自己所经历的那些情感，我得不到的又不能向他们倾诉。因此，我要把很多的心力放在弟弟妹妹身上，我想在他们的情感需要得到支持的时候，能在他们身边，所以就一直照顾他们。从初中开始，我们都是寄宿的，作为长姐，弟弟出了事情被班主任训什么的，我要作为家长去处理。一路走来会觉得很辛苦！我会觉得如果我不是这个家族的长女的话，我是不是不用承担这么多？本来这种家庭教育方式就让孩子觉得很孤单，我弟弟妹妹他们也是。爷爷奶奶又比较年迈，不能及时给予他们依靠。弟弟妹妹生病都是我带他们去医院，他们在学校出了什么事班主任基本上找的是我。我就是以这种身份一直过来的。这就会让我觉得：那我呢？我有情绪了，我很累的时候，没有人支持我啊！所以，整个成长历程我都在硬撑，就撑着过来的。所以我有时候会……（来访者伤心得说不出话，哭泣）

咨询师：你本来就应该享受父母对你的爱和支持，结果没有，反而还要去做弟弟妹妹的父母，你心力交瘁，很孤独，也特别累。

来访者：嗯，就会觉得很累。

咨询师：你是否觉得不公平呢？

来访者：不是不公平，想得到父母的爱却得不到的心情本来就很痛苦，如果让我弟弟妹妹他们再经历那种痛苦，我会更心痛。与其这样，不如我自己去护着，就想照顾到方方面面，但是自己又很无助，因为我也不知道该问谁，我又没有哥哥姐姐，基本上就通过自己不断调整，还有向身边的朋友求助，就是这样子过来的。

咨询师：嗯！一路过来的确很不容易，也很辛苦。而且你的付出父母都不知道？

来访者：他们就认为他们的孩子成长得很好，是因为他们教育得好，然后还用这个教育去宣传，向自己的弟弟妹妹宣传，每当他们谈起这件事情的时候，我就很无奈，其实他们那种教育方式已经让我受不了了。

咨询师：所以，你对长女这一身份感到非常痛恨和厌恶？

来访者：嗯，很累。

咨询师：很累。我们找两个棋子摆一摆，你觉得一个够吗？还是两个？你得想一下。

来访者选择 C21"丑女"和 D1"恐惧"来表达。

咨询师：好，一起看看，这是什么呢？

来访者：这个（C21"丑女"）是内心的那个自己，明明很累、很讨厌这个身份，但是又拼命压抑自己，让自己在乎的人能先好起来，而把自己的情绪压住。这个（D1"恐惧"）的话就是一路过来都很孤单。

咨询师：你看一下，回到家里面，心里有这么多的情绪，悲伤、愤怒和孤独等。带着这么多情绪去跟父母沟通，你觉得这样的沟通会是什么样的呢？

来访者：不欢而散，我就会很冷漠，不说话。反正这么多年都是这样，我不说话，他们说就好了。反正说的就是他们有多辛苦，他们赚钱有多辛苦，他们是怎么养我的，然后我又是怎么回报他们的，他们说，我听就好了。

咨询师：嗯，就说你忘恩负义，不懂得理解父母。

来访者：对啊，就白眼狼这些。一般情况下都是类似于这些话吧。他们就是说我不懂得感恩，不懂得理解他们的辛苦。

咨询师：好，我们找一个棋子放在外圈，代表他们指责你。

来访者选择了 C15"泼妇"。

咨询师：好，还有呢？除此之外，你们的沟通还会是什么样子的呢？

来访者：嗯……我爸爸会跟我说，他怎么有情有义。我叔叔破产了，我爸爸原本有四个小孩了还要再养三个，还要帮忙还债务、人情这些，他感到压力很大。这件事距离现在已经好几年了，但他还是会一直说，说他有多辛苦，付出了多少，叔叔有多不负责任，堂弟堂妹有多对不起他的付出，基本上就说这些。我妈妈就会接着他的话说，我堂弟堂妹不懂报恩，哪些行为她看不惯，比如房间比较乱，反正基本上就是说这类事情。

咨询师：嗯。好，找一个棋子代表他们在抱怨的形象。

来访者选择了 C17"指责"。

咨询师：好，你们还会说什么呢？

来访者：应该是会谈一谈我弟的生意。我弟开了一间手机店，现在要投资一间婚纱店，好像又要开一间奶茶店，反正就在谈我弟的生意、未来走向，还有我弟跟我弟妹什么时候生孩子、家里要怎么布置这方面的问题。

咨询师：那你觉得心情怎么样啊？

来访者：我觉得挺好的，因为我跟我弟感情比较好，这时我就会比较多话，帮弟弟想一些事情，因为我也比较喜欢我弟妹。

咨询师：好，再摆一个帮弟弟、弟妹出谋划策的，不是在抱怨指责的。

来访者选择了 A34"锦囊"。

咨询师：好，有希望，有共同目标，关系比较平等的，还有吗？除了此类谈话还有其他的吗？

来访者：因为叔叔和婶婶离婚，我堂弟堂妹、婶婶也会来找我倾诉，很多事情都来问我应该怎么做。

咨询师：好，倾听并安抚他们。再找一颗棋子放进来。

来访者：嗯。

来访者选择了 B20"医生"来代表。

曼陀罗心灵动力棋疗法操作手册

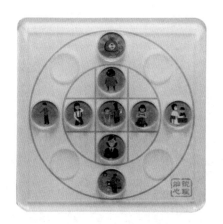

图 14 - 7　分化阵法

咨询反思

来访者难以跟父母沟通，说好像被什么东西卡住了喉咙。是什么东西卡住呢？从个案概念化的角度分析，被卡住的是情绪，卡住的机制是心理防御。卡住说不出话，这是非常典型的躯体化。我们已经知道，情结包括了躯体反应、防御机制、意象画面、消极情绪、偏差认知及未被满足的需要6个部分。"感觉被卡住"这是情结表层的躯体反应，而"躯体化"的防御机制则为情结的第二层。

为什么卡住呢？这是因为情结的第三层充满了怨恨父母的记忆画面，而第四层又积压了大量对父母不满和仇恨的情绪。如果强烈的情绪控制不住而表达出来，可能会激化更大的矛盾，恶化亲子关系，让来访者受到伤害。因此，自性发挥保护动力，以免自我受到伤害。

在躯体反应、防御机制、意象画面及消极情绪的背后，对父母的偏差认知、依恋的需要更为本质。所以，咨询的目标就是要让来访者表达情绪，改变认知，满足安全的依恋需要。

那么，怎么来实现呢？从技术角度来看，先要帮助来访者表达情绪并看清情绪对关系的影响。为达成此目标，需要激发来访者的分化动力。这是因为分化动力一方面可以帮助来访者觉察各种情绪，另一方面又促使其发散思维找出更多更为有效的应对策略。

4. 调整棋局，激发自性

咨询师：好，来，我们大概有这些情绪和方式，你觉得我们怎么做会比较好呢？比如说我们现在把这些都放在这里（咨询师把消极情绪都放在圈内），你看原来你心里面有这么多的悲伤、愤恨和压力。现在，来想象一下，有什么样的方法去应对这些情绪呢？比如说，这个就很好了嘛（咨询师指着棋子A34"锦囊"），大家都在说弟弟的情况。你回到家，你先控制方向，先主动说弟弟的情况怎么样？你把这个问题抛给他们（笑）。

来访者笑。

咨询师：但最主要的问题还是他们批评你并说你忘恩负义、白眼狼时，你应该怎么样？我们先把C15"泼妇"放在中间，其他棋子放在一边，一起来想想有什么对策。

来访者：我现在可能还是就听吧。

咨询师：好，听也是一种方式嘛，我们选一个听的棋子放在这里。

来访者选择D6"无奈"。

咨询师：好，委屈地听。再来，想想看还有什么方式，他们究竟要的是什么。

来访者：要的是什么……

咨询师：嗯，比如说你忘恩负义、养了这么多人辛苦得要命你还不理解我他们，他们究竟需要什么，你说些什么话大家就会愉快些呢？

来访者选择D26"冥想"。

咨询师：这是什么？

来访者：心平气和地说出我想说的话。

咨询师：除了听，现在你要表达了。很好啊！当他们说那些的时候，你会说什么呢？

来访者：我想说，我也不是他们眼中那种很记恨的女孩。他们认为我总是把他们的一些伤害性的语言记住，比如忘恩负义、白眼狼这些词，其实不是我要把它们记住。虽然我妈妈周边的人都说她刀子嘴豆腐心，可是我觉得，按照我的理解来说，你总是说伤害别人的话，给别人带来了伤害，不能用这么一句什么豆腐心就能……（咨询师：饶恕你的罪孽）对，因为你不是一次说，你是反反复复，十几年这样子地说。

咨询师：其实你是想说，你对我的恩情我都记在心里，但是被你这么说，我根本就表达不出来。你渴望我来表达感恩，但你说了这么多，你把我的嘴给封住了，我没办法表达。

来访者：对。就是这样子。前段时间我挺累，有人建议我去向别人求助，那时我想如果我能打个电话给我妈向她求助多好啊！其实我也可以选择这种方法。可是我还没说出情况，她就会说谁叫我不听她的话，她都叫我回老家当老师。我还没说我现在受伤了，我需要你的安慰，那些话已经来了！我觉得我这样做只会让自己再受伤一次，然后我还得再去调整自己。我本来可能受伤程度只有五成，还可以自我修复，但跟她倾诉后，我会受到十成的伤害。

咨询师：好，那我们应该怎么办，跟他们说你们不应该这样对我？

来访者：就是，你能不能不要这样对我，你那些话我已经听了二十几年了。

咨询师：听了二十几年，都没效果啊，你说了也没用啊。

来访者（笑）：对。你们能不能换个话题聊啊？

咨询师（笑）：我们聊聊弟弟的事吧！你这些话我都听到没感觉啦。我们说点其他的，转移话题？

来访者：比较难吧，转移话题。我觉得我太弱了，基本上是他们控场的，他们一在场我就觉得要保护自己，然后就缩起来，觉得我不能出去啊！

咨询师：所以你其实是隔离地听，他们说而你神游。

来访者：对，基本上就是这样。

咨询师：那这样他们会更加愤怒。难道他们看不出你神游？

来访者：肯定看得出啊。

咨询师：是啊，对着一个木头人说，他们只会越说越生气。

来访者：对啊，最后就是不欢而散。

咨询师：那肯定的。因为说了你没回应，就像和空气说话一样。他们其实是想表达愤怒让你理解他们，但你又不接话，所以这种愤怒就越强，后果就越惨啊。

来访者：那我接了，我也很惨啊。

咨询师：那怎么办呢？除了隔离地听，你表达我不想听也听不懂好像也不好。你觉得你怎么听怎么答，会比较有效果呢？

来访者（认真思考）：嗯……我觉得应该是，不要我一个人听。

咨询师（笑）：噢？你拉一个人来做替死鬼？

来访者：对，为什么总是拉我进去，我叔的那些事情，出轨啊什么的，我姑姑的儿子溺水，还有抱养了两个小男孩也要我去照顾。我觉得好奇怪为什么家里那些大人的事总是要把我拉进去，总让我去帮他们，这个我真的很不理解！我觉得如果下次再跟我说这些，我就拉一个人来听。

咨询师：对，拉你弟弟。

来访者（笑）：肯定要拉他。

咨询师：因为他是男的嘛，你们家族观念那么强，男丁地位重要啊。

来访者：嗯，对啊！

咨询师：拉一个男丁来帮你，用别人的口来替你说嘛。先做好预防工作嘛。

来访者：对，我觉得我以前实在太傻了，天天一个人在那里听。现在知道方法啦！

咨询师：好，来，再找一颗棋子代表这种方式。

来访者选择了 B23 "友谊"。

咨询师：好，还有什么招呢？

来访者：嗯……没有什么招了……我想一下……噢！我可以这样，昨天我婶娘跟我说她租了房子，因为我堂妹现在高一，需要一个安静的学习环境，但我家太乱了给不了她这样的环境，所以我就建议她一家人在外面租房子，不要管我叔了，反正也指望不上他。他们在外面租房，以后我回家就可以去他们那边休息。

咨询师（笑）：嗯，逃跑！找一个给你补充能量的空间。

来访者：对，如果我哪天在家不快乐了，可能去他们家待两个小时就好了。

咨询师：嗯，补点能量，很好。需要一个补能量的地方，不然谁承受得住轮番"轰炸"啊。

来访者：对啊，然后要选一个补能量的棋子对吧？

咨询师：是的。

来访者：我婶娘比较喜欢煮饭，应该是这个。

来访者选择 B17 "主妇"。

咨询师：好，补能量、找一个人去听，你觉得这些方法足够了吗？你父母不停地跟你抱怨，他们究竟要的是什么呢？假如有一招能让他们停止抱怨，是什么招呢？

来访者：给钱吗？她经常跟我说要钱的。她说你要嫁人可以，给20万元就行，就是这样子，她说了好久。而且她在我高中的时候就跟我强调：我不用你养，我自己有保险，你要抚养的是爷爷奶奶，因为是他们带大你的。

咨询师：他们老是骂你白眼狼说到底就是因为觉得你没有表达感恩啊？那就买礼物给爷爷奶奶，再买一点小东西给他们？

来访者：嗯……我会买礼物给我爷爷奶奶，但是一种好奇怪的现象就是……

咨询师：不会给他们两个买？

来访者：对！可是他们明明是这样子说的啊，我对爷爷奶奶好就好了，那我是对爷爷奶奶好啊……

咨询师：所以你就听他们的话，没向他们表示过？

来访者：我买过了，我试过了。我去打暑假工就给我爸买了个钱包，还把一家人的照片剪得小小的放在钱包里。

咨询师：效果如何？

来访者：他当面就说，那么难看的钱包什么的，一转身就去跟他那些工人炫耀了。

咨询师：那不就是很有用吗？

来访者（有些疑惑）：但是……

咨询师：很困惑吧！这是因为他心里面收到你的感恩，但是那个年代的人不懂得向你表达亲密，反而用伤害的方式来说你。他们表达亲密的方法非常原始，只会说你学习怎么样，要不要钱，成绩怎么样，就是你讨厌的老三句啊！那下次他们再说你白眼狼的时候，你敢表达你对他们的感恩吗？

来访者：我觉得我现在敢表达愤怒。

咨询师：嗯，表达的确比只会被动地听要高明一些。不过，表达愤怒可能会惹来更大的麻烦。因为你一愤怒他们就会觉得：我说的你都没听，你还在跟我狡辩，你根本就没有接受我这套感恩教育，你会招来更大的麻烦。所以你需要想想怎么样才能够让他们平息这怒火。

来访者（认真思考）：嗯。表达感恩可能真的是他们需要的。但他们要什么，我也搞不懂。他们要什么？煮饭算吗？还是说要准备一桌菜？我真的不知道他们要什么啊！

咨询师：嗯，对，不理解他们的内心就是问题所在。你爸妈可能会想：你现在过得不好，我给你安排了一个月六千块的工作，你怎么就偏偏不愿意，我真不知道你为什么要这么做。所以，他们同样不理解，就会不断抱怨，甚至可以抱怨一辈子呢！

来访者：真的有那么严重吗？不过，我真没有想过是因为我不理解他们，他们才会不断抱怨。

咨询师：是啊。因为你一直都没有表达理解他们为你安排工作的良苦用心。他们会觉得自己的付出付诸东流，就像是被白眼狼叼了一样。

来访者：我觉得应该也是这样。因为他一提这件事我就排斥，就表示不愿意。

咨询师：对啊，这样他们会很生气，会想明明就对你好，你怎么这么大了还不理解呢?! 你有六千块在家乡可以生活得很好，也可以嫁个不错的人，你为什么就要在广州"受苦"呢？所以他们也理解不了你。

来访者：对啊。我从来都没有想过他们会这么想我。就像我没有办法理解他们为什么这么早就帮我铺这么一条路。说到这里，我想起一件事情。我妈妈有老师梦，她实现不了，就寄托在我身上。我高考考进了师范学院，你知道师范两个字……我收到通知书的时候，她眼睛都发光了。这是我从小到大做的事里面她最支持的一件事，我那时候不懂，我知道我把她的梦打碎了！不过，我想，为什么我要承担她的梦想呢？所以我一直非常反感他们对我的安排，也不会去想他们的用心。现在想想，可能我也想得不对。

咨询师：是的。女儿做了老师生活都比较安稳。让孩子能够安安稳稳地过一辈子是父母最大的心愿，不是让你去完成你妈妈的老师梦，这是父母对孩子的操心。

来访者：是的。我现在理解了。父母就是希望孩子健健康康、安安稳稳过一生，而不是对那个职业执着。

咨询师：是的。所以你看你对父母误解有多深，妈妈眼睛发光，是为什么发光？因为她认为女儿以后不用她操心了，会过得很好了。可惜，这个光被你误解为要你满足她未完成的梦想。你心里可能还会说想得美，我偏不！哎，你妈妈的心都碎了！

来访者（低下头，哭泣）：嗯。我好像突然能理解他们的心情了。

咨询师：嗯。现在理解了他们之后，你觉得回去跟他们沟通，面对他们的抱怨时，你会做些什么呢？

来访者：我会先表达对他们的理解，再感谢他们。如果我有自己的想法，我也可以表达出来。

咨询师（点点头）：对，这样很好。如果你能这么做，你们之间的沟通可能就会顺畅很多。

来访者：嗯。我相信会这样的。

来访者自己选择 C35 "感恩" 放在棋盘上。

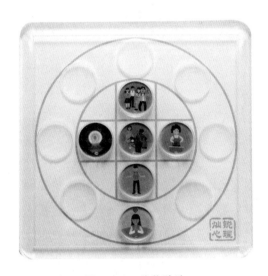

图14－8　分化阵法

5. **感悟棋局，理清思路**

咨询师：好。通过今天的咨询，你感悟到了什么呢？

来访者：通过今天的动力棋咨询，我先用棋子呈现了我与父母相处时的不自然。由于不能相互理解，我面对他们的时候内心充满了愤怒、怨恨、悲伤和无奈。带着这么多的情绪包袱，我要么逃避他们，要么被动倾听。如果对他们听而不闻，他们会更加生气。我觉得下次如果他们抱怨或指责我，我可以找弟弟一起来，或者先去补充点能量。最重要的是，我领悟到我之前误解爸爸妈妈了。他们抱怨是因为我误解他们，不懂得主动去表达我对他们的理解和感恩。

6. 落脚现实，解决问题

咨询师：是啊！能领悟到这点，很难得啊。那我们咨询结束之后，你打算怎么跟他们沟通呢？

来访者：我回去之后，给他们写信，把感悟告诉他们，向他们表示歉意和感恩。

咨询师：好的。那就把回去写信给他们作为这次咨询的家庭作业。你准备什么时候写呢？

来访者：我回去就写。后天正好是我的生日，我可以把这个作为契机发给他们。

咨询师：好的。真心祝愿你能与爸爸妈妈处理好关系！

来访者：谢谢老师的帮助。

下面我们附上来访者家庭作业完成情况，即来访者写给父母的信及她妈妈的回信。

写给爸爸妈妈的话：

老爸，老妈，今天是我的生日。按理来说，我应该和你们说一声谢谢，感谢你们的养育之恩。可我现在最想说：爸爸妈妈，对不起！请原谅我不能及时去理解你们的良苦用心。的确，我特讨厌，讨厌束缚，讨厌他人安排我的人生、安排我的生活。所以当你们说建议我去做老师时，我想都不想就拒绝了。我想如果做老师，这无异于我后半辈子的生活又要受你们束缚了，想到这里我就恨不得躲得远远的。

上周日专业的心理咨询师给我做了与父母关系的咨询，他说了这样一段话：我们家乡也好，潮汕也好，整个中国也好，女儿做老师意味着生活比较安稳，而让孩子能够安安稳稳地过一辈子是父母最大的心愿。你们让我当老师不是让我去完成你们的梦想，而是出于父母对孩子的操心。

陈老师给我做的咨询，让我看清了很多东西，我的确没有尝试着去理解你们。我一直觉得你们很厉害，可以有能力去做你们认为好的事情。你们可以随心所欲地安排别人的生活、别人的人生，哪怕对方不愿意。

可我忘了，忘了你们是我的父母，你们在为我操心！也许，你们有一天为了我的事情，也会向别人低声下气。我一直想证明老爸那句"你会后悔的"是错的。现在，我虽然没有十分后悔，但内心对爸爸妈妈充满歉意。我为我过去的不懂事、冷漠的态度感到抱歉，为伤害到爸爸妈妈的心感到抱歉。

的确，梦想和现实之间差距很远，我所选择的这条路很难走，它的难度不是我能估计的。我会不断学习，不断调整自己，希望未来在这条路上能够走得更好。

今天是我的生日，再次感谢爸爸妈妈对我的养育之恩。我今年的生日愿望是希望家人平安健康，一起成长。

2017 年 9 月 5 日晚上 11 点

来自妈妈的回复：

你一直以来都不接近我和你爸，而且有排斥心理。有些事我们只是给你一个建议而已，并没有强迫的意思。但你的态度总是冷漠地拒人千里，确实令我和你爸很心寒。我一直跟你爸说：等她结婚生子的那天就会明白。我和你爸都是明白事理的人，我们只想你们几姐妹安稳幸福地过日子，别像我们那么操劳。我俩一直都以高压、忙碌的状态过日子，我们都希望你们千万别像我们这样劳累一生，就那么简单而已。

你今天能说出这番话，说明你已长大了，总算明白父母的用心了，对于我和你爸来说，这已是莫大的欣慰。世上没有父母不想儿女好的，很多事情只是不想说而已，你们最终会明白的。我和你爸对于家庭来说也尽到了最大的努力，好坏自有人评说……

至于你的工作和人生之路，你有自己的主张和爱好，我们都不会去干涉你。我相信只要你努力，你一定会到达理想的彼岸，最后祝你工作顺利，青春愉快。

从前谁对谁错，就让它过去吧！开开心心过好当下，珍惜身边每一位爱你的人……

咨询反思

　　从个案概念化的角度来看，当来访者自性分化动力受阻时，她就表现出情绪较原始、应对策略较单一、在人际关系中难以换位思考的模式。来访者明晰了与父母沟通时内心掩埋了很多负面情绪，而这些情绪会影响他们之间的沟通。那么，接下来如何寻找有效的沟通方式呢？咨询师仍然使用分化阵法协助来访者思考应对的方式。来访者一开始想到了被动倾听、表达、让弟弟加入或者先抽离。这些方法虽然有一定作用，但并不能从根本上解决问题。

　　可以说，靶问题是情结的存在使得来访者的自性动力处于分化阶段。来访者分化动力受阻，她难以换位思考，对父母存在偏差认知，没能理解父母的苦心。这是情结第五层的结构。为了改变来访者的偏差认知，从根本上化解情结，咨询师引导来访者去觉察及体悟父母的意图。在引导下，来访者的确也理解了父母并主动摆放了"感恩"的棋子。可以说，来访者的情结得到了有效的化解。

　　在协商后，来访者以写信作为家庭作业。从家庭作业的完成情况，我们可以发现来访者能把感悟运用于生活，虽然还不是非常熟练。

　　在后续追踪访谈中，来访者表示现在已经能很好地与父母沟通。虽然他们有时也会表达希望让她回家乡就业的愿望，但她能够很平和地表达自己的想法及对父母苦心的理解。

14.4　婚姻关系的咨询

女性，34 岁，因婚姻出现问题前来求助。

1. 询问问题，理解期待

咨询师：你好，请问有什么能帮你呢？

来访者：我和先生结婚八年，生了两个小孩。我们认识两三个月就结婚了，比较快。好像没有怎么体验那种恋爱的过程就进入了婚姻的殿堂，结婚之后两个人的感情……因为都七八年了嘛，要说七年之痒也没有，就是到一个疲惫期了吧。可能因为两人都是处女座，我先生又比较内向，就觉得太平淡了。他不善于表达，我就比较开朗，比较善于表达，但是他会收不到我给他的信号。

来访者（停顿了一下，又说）：我们之间应该没有第三者，但就觉得婚姻太平淡无奇。沟通起来不是那么顺畅，或者说很多东西根本就不会去沟通。现在，我会觉得这不是自己想要的那种婚姻，但也不是说想要离婚，而是在想怎么样打破这种相处的模式。怎样才会有一个质量比较高的婚姻？现在没有太大的问题，可能跟普通家庭也差不多。但我自己可能还是比较有追求，或者说我自己想要更多一点。所以，我就想能不能找到问题的症结所在，然后去解决。虽然看似风平浪静，但是我觉得危机四伏。

咨询师：嗯。你能否用更为精准的话来描述你们夫妻之间的问题是什么呢？

来访者：时间磨灭了感情，然后很多事情两个人没有具体地去沟通，感情很淡漠。

咨询师：嗯。具体来说，你们的沟通出现了什么问题呢？

来访者：就是缺少沟通。

咨询师：嗯。缺少沟通，是没机会沟通，没时间沟通，还是其他什么原因？

来访者：可能是我在沟通，他很少沟通。那么多年来我去沟通却收不到他给我的回应，那我可能就会减少沟通。结果两个人就变得很少沟通了。

咨询师：很少是什么样的概念？

来访者：就是他不会跟我讲他的事情以及心里话。我跟他讲他也不是那么在意，或者说他也在意，但他就是不说，也不表现出对我的关心。我们的感情没有问题，但是我觉得是沟通出现了问题，相处模式也出现了问题。

咨询师：相处模式？那好像比沟通更本质。你指的相处模式是什么意思呢？

来访者：就是我觉得他不会沟通，我老公那种人比较内向。

咨询师：嗯，比较内向。

来访者：又有点大男子主义。

咨询师：嗯，比较内向，比较大男子主义。这是你所说的沟通问题的主要原因吗？

来访者：是啊！

咨询师：好。那么你觉得我们这一次咨询结束后，达到一个什么目标，你就会比较满意呢？

来访者：希望他……噢，可能是我自己要做一些改变吧！我会不会有时候也急一点？因为当你经常地发出信号，但别人收不到你的信号的时候，你可能也会变得不会像以前那么耐心啊。但是我希望我改变了，他也要改变啊！因为问题就出在他身上，大部分问题是出在他身上。这种沟通出现的问题可能会跟生活中的一个具体方面的事情有关，比如说事业，或者说关于孩子这方面的。

咨询师：嗯，沟通不顺畅的确有很多方面的因素。那通过这次咨询，你希望达成一个什么目标呢？改变他，让他不内向，不大男人？好像可能性不大啊！

来访者：对。那就得改变自己呗！

咨询师：为了使沟通更加顺畅，改变自己？

来访者：应该是改变自己吧！但是如果只有我改变，这么多年都是我一直在不断地改啊！

咨询师（笑）：是啊！改啊改，结果证明还是没有达到你期望的效果。

来访者：证明是我没做到位吧？

咨询师：是吗？

来访者：应该是吧，那应该还有努力的空间嘛。

咨询师：那好，那你的目标是什么，现在我还不太清晰。

来访者：目标就是改善夫妻的沟通、相处模式啊。也就是想能够增进一下感情，两个人互相在乎多一点，不要那么平淡回应等。真的，因为他不善言辞，也不太爱表达。我比他小十岁，但是虽然我比他小十岁……

咨询师（笑）：但你的心理年龄比他大很多？

来访者：也不会。就是觉得他没有像我想象的……生活上是挺会照顾人，但我觉得他确实是对我……在内心感受上的一些体验……比较少感知我内心的一些东西。

咨询师：所以咨询的目标是什么？

来访者：咨询的目标……不能说他，只能说我了，他都不在这里。

咨询师：就是嘛，咨询目标是什么呢？

来访者：那我改变我自己吧。

咨询师：改变你什么呢？

来访者：把要求降低。

咨询师：降低要求，你自己愿意吗？

来访者：嗯，其实是不愿意的。

咨询师：就是嘛，那也不是目标嘛。所以我们能做的是什么？

来访者：平时我自己做多大改变都没有太大改变，但是呢，希望通过动力棋以及和老师的沟通，稍微让我有一个小小的提升。

咨询师（笑）：小小的提升？提升什么呢？我还是不知道你要提升什么。

来访者（声音有点小，不好意思）：就是怎么样去增进一下夫妻感情，让老公多在乎我一点呐……

咨询师：更疼你一些？更懂得对你表达？

来访者：对啊。

咨询师：那还是他呀。

来访者：那教我怎么样去让他在乎我的感受啊。

咨询师（点点头）：对嘛，这就是目标嘛。来，再说一遍，教会你什么呀？

来访者：教会我怎么样让老公多在乎一下我内心的感受。

咨询师：教会你如何去让你老公懂得……

来访者：我自己改变了……

咨询师：你改变了他才会去改变对不对？所以就教会你什么呀？

来访者：教会我学会爱吗？

咨询师：这个目标太虚太泛了，教会你……

来访者：教会我在夫妻生活中怎么样去更多地赢得老公的关爱和疼惜吧。

咨询师：他有还是没有？

来访者：生活上有，但是现在也少了。

咨询师：所以他是有，不是说完全没有，所以是帮助你怎么样……

来访者：帮助我……就是帮助我感知老公的爱，可能他不善表达，我怎么样去再加强一点，让他更好地表达。

咨询师：就是你学会怎么做才能让他更好地去表达对你的爱，或者说你学会理解他的表达方式，让你感觉到他的爱不是那么平淡。你觉得这样对吗？

来访者：好吧。

咨询师：是这样吗？不能是好吧。

来访者：对！就这样子，先达到这一步。往下的话，后面再看看。

咨询反思

来访者希望改善夫妻关系，她认为自己已经做出了努力，但是先生总是看不到也感受不到。她将其归咎于先生的性格问题。

动力棋的咨询目标必须要源自来访者自身的改变而非对他人的要求，这是因为我们无法去要求他人做出改变，只能通过改变自己去影响他人。显然，来访者一时比较难接受这个观念。

因此，咨询师让来访者明白到通过这次咨询无法改变她先生的性格，必须改变自己。改变什么呢？表面上看似乎是沟通，但这个目标太宽泛，仍然需要细化。于是，咨询师用"句子填空"的形式，让来访者逐步地澄清咨询目标。可以说，在这个澄清的过程中，咨询师协助来访者使用内倾思维功能（IT），让她更为精准地把握问题的本质。

一些咨询师可能会迎合来访者急于解决问题的需要，而不去澄清问题。可以说，咨询目标不清晰，是动力棋咨询的大忌。所以，调整来访者不现实的咨询目标是动力棋咨询非常关键的步骤。

---

2. 聚集问题，明确影响

咨询师：好的。那我们先来评估一下这个问题对你的影响。假如说一直都无法让他更好地表达，而你也难以去感知他，那请你来评估三个方面的问题。评分的范围是 1 分到 10 分。第一，这个问题对你的影响范围有多广？如果说你的生活方方面面都会因此受到影响，你打 10 分，如果说完全没有影响为 1 分。

来访者：7 分。

咨询师：好！那第二，你觉得这个问题如果不解决，那么它影响你的时间会有多长，如果是一辈子，那么你就打 10 分，如果说只是一两天或一两个月就打 1 分。

来访者：7 分。

咨询师：好，还是 7 分。第三，假如说你不借助咨询的帮助，那么你觉得自己对于改变这样一个现状有多大的信心，10 分……

来访者：5 分。

咨询师：有这么高吗？

来访者：有，对。

咨询师：好，那么这次咨询的目标就是让你更有信心或者找到一些方法更好地去理解他，或让他懂得向你表达情感，你觉得是这样吗？

来访者：嗯，对。因为我觉得夫妻不只是生活的照顾吧，心灵上和思想上的一些碰撞也是需要的！互相感知嘛，我需要感受到他，他也要感受到我。今天是我来这里的，我先来学会改善的方法，然后再用我的改变引起他的改变。本来是双方一起的嘛，那我就先改变。

3．呈现棋局，自我探索

咨询师：非常好！通过你的话，更深切感受到你对家庭的重视。如果你让他主动来，他愿意吗？

来访者：他呀，跟他说一下应该也是愿意的。

咨询师：很好啊，这说明你们两人都非常重视彼此，也愿意做出改变。那么，现在需要你先摆出目标，接着再想想有什么方法，然后我们一起来探索什么方法比较有效果。这样来探索，你愿意吗？

来访者：嗯，我很愿意尝试。

咨询师：好，谢谢信任。现在请你选择一个棋子，它代表你们之间最理想的沟通状态。请你选择后把它摆在中间。

来访者选择 D27"融洽"摆在中间。

咨询师：好的。那现在请你来想象一下有什么样的途径可以达到这样的状况。你把能想到的统统都罗列出来，想到什么就摆什么，先不要管有没有效果。清楚吗？好，你都会想到哪些方法呢？

来访者：我想到的就是多关心他。平时我们都是和两个小孩在一起嘛，我就想我们是不是应该多一些四个人一起的活动（A19"望远镜"）？然后，我不是那么爱下厨，如果说我去多做一下，他会不会眼前一亮（A28"美食"）？然后有些节日里，跟他两个人还是可以多互动一下吧（D10"烟花"）。这个妙计（A34"锦囊"），是因为处女座挺闷骚的，没什么技巧，我想想有没有一些出其不意的能让他开心的好点子。还有，我们的爱情没有长成参天大树，就还是一棵幼苗（C36"希望"），缺少一点过程。我自己在这方面先去努力一下。他说过先结婚后恋爱，但是现在还没恋爱，希望稍稍改变一下。我也不知道能够有多大的成效，能够想到的就这么多。

咨询师：好，能想到这么多的方法，很难得！按照可能性和可行性最大、效果最好的原则，你来排一下顺序。

来访者：好，我看看。还可以再拿吗？

咨询师：可以。

来访者选择了 A18"计数器"放在外3。

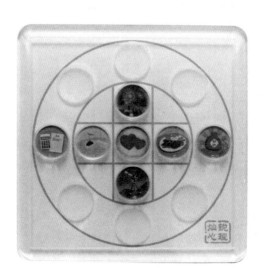

图14-9　婚姻咨询棋局

咨询师：能不能讲讲看都加了什么？

来访者：处女座可能比较抠门，那就不要花那么多钱了，这个是对他的支持。有一些他认为好的东西我并不是那么认同。嗯，我经常会不是那么认同他。

咨询师：不认同的时候你怎么做？

来访者：就事不关己啊，眼不见为净嘛。我有那种纠结心理，有时觉得夫妻该支持一下，但感觉不对我又不想支持了。我就会有点情绪。

咨询师：噢，你会有什么情绪？

来访者：就会质疑他呀！然后就是会有不支持的表态吧。但是其实最终我还是会选择给他一定的时间，让他自己撞了南墙再来找我，没有说会以实际行动反对到让他不能做到。绝对没有，还是让他去做，但是我心里是不支持的。

咨询师：那他感受到你的不支持了吗？

来访者：感受到啊。那我以后可能会让他感受到我的一些小小的支持，这样子改变一下吧。

咨询师：讲到这里的时候，你似乎领悟到了什么？

来访者：没有啊！可能有时候觉得出现了问题，如果对方一直没改变的话，会不会自己也出现了问题啊？

咨询师：讲讲看，自己出了什么问题啊？

来访者：就是跟他对很多东西的认知都不一样，然后他想要去做的事情很多都是我不认同的，后来也证明我是对的。

咨询师：好！我们来理解一下，在夫妻关系里面，老婆总是对的，然后呢，她总是带着一双质疑的眼睛来看丈夫，你觉得他心里是怎样想的？

来访者：他慢慢就会有很多东西不大愿意跟你说呗。

咨询师：嗯，还会怎么样？

来访者：逃避。

咨询师：对，还会怎么样？

来访者：嗯，他可能会没那么自信。哦！又觉得得不到支持。

咨询师：嗯，没那么自信，得不到支持，本来应该是两个人一起面对的事情，可是他没有得到最想得到的支持，他会感觉自己在孤军奋战。

来访者：那如果他是错的，而且错得很严重呢？

咨询师：嗯，我们先来理解他的心理，先不去判断对错。你觉得这个时候，对一个男人而言，你伤害了他的什么？

来访者（露出笑容）：自尊。

咨询师（笑）：好，还有什么呢？

来访者：夫妻感情吧。

咨询师：对。他的心里究竟会怎么想，你需要继续深入了解。

来访者：他会自卑。

咨询师：嗯，还有他的心情如何？他对你的态度怎么样？

来访者：他会抗拒，抗拒我给他的意见。

咨询师：也可以说是抗拒沟通，以点带面，很多方面都不愿意和你沟通了。你觉得会不会？

来访者：我想会这样吧。

咨询师：是啊！他心里会想：你这个人啊，我跟你说话，我都很怕，我是怕你什么？批评我，指责我，质疑我，我已经吓破胆啦。你觉得会这样吗？

来访者：应该会！

咨询师：我作为一个男人，我也会。男人的心理就是这样子，伤不起自尊啊。然后呢？然后他会怎么样？

来访者：他会自己破罐子破摔。

咨询师：然后呢？

来访者：嗯，对我来说，应该有一点危险，因为如果有人乘虚而入的话，这段感情就会面临危险；如果说来了一个跟我不一样，让他觉得很暖心的人，可能就很危险。幸好我现在还没有发现！

咨询师：是啊，如果这样的确会有危险。对一个男人来说，你不认同他，他内心最深处肯定会想去找一个认同他的人。你刚才说了一句很有底气的话：我就让你撞了南墙再来找我。你对你们的关系怎么看呢？

来访者：心理上肯定是我会比较强一点。但是一直以来我老公是比较少沟通的那种人，他喜欢自己拿主意。反正他就是会在一个问题上不断循环犯错。

咨询师：他为什么会绕不出来呢？老是在那里转圈，他却不会来找你求救？

来访者：他固执呀。这都是惯性，这跟我没关系呢。我没有跟他结婚之前他都是这样子的。我说了，当我表达了反对的时候……他又会偷偷地自己去做。所以，我现在就学乖了，我不说，等你有问题知道错了，我再来说，才能证明我是对的。

咨询师：嗯。不去当面反对，的确可以减少很多冲突。不过，不当面反对也不是怀着帮助改善的态度。他为了维护自尊，要证明自己的价值和判断没有错，还是会越陷越深，会在原地转圈！

来访者：那我应该去帮他分析吗？可是，我去帮他分析，告诉他不对，他也不听我的啊。

咨询师（笑）：要引导而不是去分析。分析等于直接告诉结果，还是在否定他啊！忠言逆耳对于不够自信的人来说是毒药啊！所以，和珅之类的人最受欢迎。

来访者：那我要做和珅吗？

咨询师（笑）：如果能做和珅那就很厉害了，你看他跟乾隆的关系多和谐。

来访者：关键是我做不了，半个都做不了啊！

咨询师：我们是想做魏徵吗？做魏徵的条件是对方是李世民，他的自我强度要很强，很有自信心和底气才行。他要有底气听你的分析，即使被你否决，也不会伤害到他的自尊。你们之间的关系，你比较强，他比较弱，冒死进谏不是好方法啊！

来访者（沉默，思考）：是啊！他只是在自己擅长的领域，可能会比较擅长，但是如果离开他的领域到外面去，就还是和新生儿一样，还是比较弱。

咨询师：是啊！相处之道，刚柔并济，有时刚有时柔。对方不强大而需要鼓励时，以退为进、以柔克刚的方法比较好。把握不好刚柔，就会出现矛盾。

来访者：应该是！你说的以柔克刚我之前还真的很少思考。我的确要认真思考一下！

咨询反思

来访者前面说她为了改善夫妻关系已经努力过了，但是效果不尽人意。如何才能找到解决的方法呢？动力棋咨询并不是直接教育和给建议。动力棋疗法相信解决问题的方法就在来访者内心深处，但情结的存在会阻碍自性动力的发挥。因此动力棋需要调动自性动力来协助来访者解决问题。

来访者找不到有效的方法，显然与自性分化动力受阻相关。于是，需要选择分化阵法来呈现来访者的方法。分化阵法的功能是先罗列出各种方法，然后找出靶问题或者有效的应对策略。

在呈现的过程中，来访者所列举的美食、纪念活动等方法虽然有一定作用，但并不能从根本上解决问题。来访者说的不支持先生的态度才是靶问题。靶问题的实质是她这种不支持的态度是让先生拒绝沟通的重要原因。因此，改变态度成为改善沟通模式、改善夫妻关系的重要步骤。

4. 调整棋局，激发自性

咨询师：好。领悟了这个后，你觉得怎么样才能更好地相处呢？

来访者看看棋子，选择了 B33"美女"。

来访者：这个啊，这个可能就是你说的柔吧（B33），不是说我要打扮得怎么样光鲜，一直以来我是不会说太糟糕的那种，反正也过得去。嗯，应该就是多一点认可他吧，然后像你说的以柔克刚。我这个不是说外在形象的东西，只是那个图像……

咨询师（笑）：外在形象也没错嘛，男人就吃这一套，为了婚姻委屈一点嘛……

来访者：不委屈。就是女为悦己者容嘛，我一直都是这么做。

咨询师：那挺好的，需要的！

来访者从棋盘中拿来了 C2"偏心"。

来访者：还有，他那么疼爱孩子，我也要好好地教育小孩，让他安心。

来访者：这个就是你引导我的，与其去反对他，还不如换一个角度去理解和支持他（D29 "坚毅"）。就算是做不到百分之百的理解和支持，给他百分之五六十可能也会不一样了。他要错那就陪着他一起错嘛，不要说否定他。

咨询师：这就叫作有福同享，有难同当。我愿意陪你入地狱，你想想对一个男人来讲，这意味着什么？

来访者：意味着被认可，意味着背后的支撑力吧！不是说每一个成功男人背后都有一个成功的女人吗？差不多就这样了，我想不到了。

咨询师：好的。这些现在让你来排列，你觉得最有效的是哪几个？你可以把它摆到中间来。

来访者把 D29 "坚毅"、B33 "美女"、A28 "美食" 及 C2 "偏心"，放在了内圈。

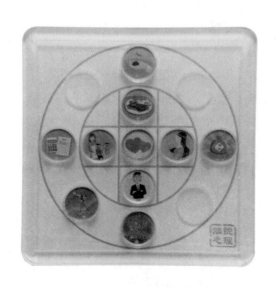

图 14 - 10　婚姻咨询棋局

咨询师：讲讲看，这是怎样的一个调整呢？

来访者：调整啊，我先支持他多一点嘛，因为我老公对孩子很好，很愿意为孩子付出，他家庭管理要比一般的男人好。如果不是他在外面经常有一些错误的判断的话，他应该可以说是那种主外又主内的人。他对孩子的关爱就是，虽然说生活上不需要他去做事，但他还是会主动去做挺多的

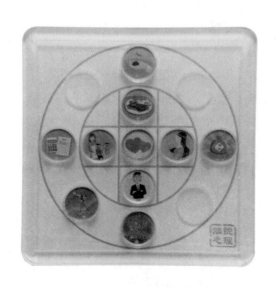

事情。所以我们一家四口的这种家庭之乐，我觉得对他来说挺重要的。这就是你说的以柔克刚吧！娶一个老婆，当然也希望能够被多照顾一点嘛，虽然现在生活上是他比较照顾我，但如果说我多点照顾他，那可能对家庭会有帮助。

咨询师：通过刚才你讲的这些，我能够感受到，你愿意为这一段婚姻，为你老公，去做出很大的改变。

来访者：是啊！我也希望说我在做的时候，他能感受到我的爱，但是他这方面的感悟力可能会差一点。因为他那个星座包括他的属相，可能不是那么爱表达，但是不能够全部放在心里，我觉得有些东西你必须……我也是需要鼓励的，对不对？

咨询师：对，你也是需要支持的！

来访者：对啊，没有支持就会没有动力。我觉得我老公就是不那么在乎我的感受，他会忽略我内心的一些感受，是因为年龄的差距啊还是什么问题我也不懂。也可能是因为没有恋爱的过程，我们结婚得又比较快，很多东西不知道。他不善于表达，然后他也没有在语言上跟我表达过。他就是不会用言语表达，但他的行动上应该是有……

来访者（停顿了又说）：我一直在帮他做很多事情，我们是夫妻，这也是应该的。但是他不听我的劝告，瞒着我。其实这种感觉让我很不舒服，特别不舒服。

咨询师：嗯，你希望你们能一条心而不希望被隐瞒。那你有没有表达过你的情绪呢？

来访者：有。

咨询师：他怎么说？

来访者：他言语上没有表达出什么。我不知道是不是跟他自己原生家庭有关系，反正他是没有跟我表达过。

咨询师：很多事情都没有跟你表达，那他其他的人际交往怎么样？

来访者：他圈子不是太大。

咨询师：那他如果跟你们出去应酬，他的表达会怎么样？

来访者：我觉得他也不太会说话。

咨询师：他不自信？

来访者：不是，在他擅长的方面，他非常自信。

咨询师：嗯，不擅长的方面，他是不自信。

来访者：他也不爱交际。

咨询师：所以，他在社交及表达方面还是不自信。你能理解吗？想想看，你需要怎么做，他才能够说得出来，表达得出来？

来访者：那如果说我不在他身边，他一样会存在这个问题啊。

咨询师：是的，的确不是你的问题，但是你为了这段关系可以更好，你需要像老师一样教他。

来访者：教他？他都比我还大，我怎么教他啊。

咨询师：比如说像刚才一样，你不要去泼冷水，而是去支持他，这就是一种教啊！你觉得在咨询中，我们沟通得怎么样？

来访者：挺好的，挺有趣的。

咨询师：为什么？

来访者：你会表达呀，沟通顺畅无阻。

咨询师：我在表达什么呢？在表达里面，你知道我在做什么吗？

来访者：共情啊。

咨询师：不是。

来访者：引导？有方向感？

咨询师：是的，除了引导，我还在帮你澄清。就是说，当你表达含糊不清的时候，我能够帮你相对确切地表达出来，那么你会觉得：噢！原来我心里是这么想的。这样，你就会觉得我能理解你，而你也愿意继续和我沟通。那你有没有试过用这样的方式去帮他表达呢？

来访者：我没有，我可能会急。沟通了几次，我不太耐烦了，就可能会放弃。

咨询师：嗯，是啊！这种不耐烦又会对他的自信心产生很大的打击。

来访者：嗯，我明白了。

5. 感悟棋局，理清思路

咨询师：好，通过今天的咨询，你感悟到什么呢？

来访者：对于我来说，这一次咨询既新颖又轻松。通过跟你的咨询，我领悟到了，第一，在婚姻生活和事业追求中，男人是需要不断被肯定和认可的，正面鼓励才是良性沟通的基石，女人的激励是对男人最大的信任和爱。第二，温柔是一个女人经营婚姻的有力武器，以柔克刚、以静制动是经营婚姻的长久良方。第三，关于事业追求和经济生活，女人趋向于保守、小富既安，男人却一直需要通过追求事业证明自己的价值，所以作为男人的人生伴侣，一定不要阻拦他前进的步伐，而应该和他一起审时度势、取长补短、共同成长。我想通过今天的咨询，我回去后会更懂得怎样与先生相处。

6. 落脚现实，解决问题

咨询师：好，有这些感悟很不容易！希望你可以把这些感悟运用到你的生活中，让夫妻沟通更加顺畅，关系更加和谐。请你回去后，把今天咨询的过程和感悟作为家庭作业写出来，以此来稳固你的感悟。你觉得这样是否合适？

来访者：好的，没问题。我回去后一定会认真总结。

咨询师：好，谢谢你的配合与信任。

咨询反思

来访者已经明白到她需要去理解与支持丈夫，那具体要怎么做呢？咨询师先让来访者想出可行的方法。来访者想到的方法相对比较简单和表面。来访者再通过引导找出了第二个靶问题，对于不自信的丈夫，来访者缺乏有效的沟通方式。因此，咨询师通过举例咨询中的沟通来引导来访者学习表达的具体方法。

在总结的过程中，相对刚开始咨询时的外归因，来访者态度显然发生了变化。她已经很好地领悟到了改善沟通的要点。

不过，为了加强来访者的领悟，并且从咨询中获得引导的方法，咨询师把写咨询过程及感悟作为其家庭作业。

参考文献

［1］陈灿锐，高艳红．儿童曼陀罗绘画分析：理论与实践．广州：暨南大学出版社，2016.

［2］陈灿锐，高艳红．心灵之路：曼陀罗成长自愈绘本．广州：暨南大学出版社，2014.

［3］陈灿锐，高艳红．心灵之镜：曼陀罗绘画疗法．广州：暨南大学出版社，2014.

［4］斯蒂芬·A. 米切尔，玛格丽特·J. 布莱克．弗洛伊德及其后继者：现代精神分析思想史．陈祉妍，等译．北京：商务印书馆，2007.

［5］卡尔夫．沙游在心理治疗中的作用．高璇，译．北京：中国轻工业出版社，2015.

［6］卡巴尼斯，等．心理动力学个案概念化．孙铃，等译．北京：中国轻工业出版社，2015.

［7］贝克．认知疗法：基础与应用．张怡，等译．北京：中国轻工业出版社，2015.

［8］SHAPIRO F. EMDR：基本原理、范本及程序．翟宗悌，等译．台北：学富文化事业有限公司，2011.

后　记

　　从事心理咨询与教育多年，我们发现目前的心理咨询方法都过于强调
"助人自助"的原则，却缺乏"急人所急"的情怀。没有"急人所急"，
解决不了来访者的问题，来访者期待落空，咨询效果不尽人意，这是目前
国内心理咨询行业十分普遍的现象。

　　面对来访者迫切的期待，在心中的无力感及对心理行业的责任感的双
重驱使下，我们一直在思考怎样才能协助来访者找到问题解决的策略，怎
样才能够提高心理咨询的效率。

　　经过大量临床实践，我们终于找到了曼陀罗心灵动力棋疗法。曼陀罗
心灵动力棋疗法是我们在曼陀罗绘画疗法的基础上，根据曼陀罗心理学而
发明的一种以问题解决为导向的心理咨询疗法。它与曼陀罗绘画疗法相辅
相成：曼陀罗绘画疗法适用于自我疗愈及长期的心理分析，而动力棋疗法
则适用于问题解决及短期治疗。

　　这本书，从 2017 年 6 月开始到 12 月，花费约半年的时间写成。这段
时间里全国各地的曼陀罗绘画工作坊遍地开花，动力棋也在全国各地开展
了不少的公开课及沙龙活动。

　　本书的不少篇章是我们在北京、西安、南京及广州开展工作坊期间，
在酒店里写出来的。虽然白天讲课晚上写作比较辛苦，但想到本书能够早
日出版，与读者分享曼陀罗心灵动力棋疗法的无穷魅力，我们便充满期待
与幸福。

我们希望通过这本曼陀罗心灵动力棋手册，真正帮助咨询师掌握问题解决的有效方法。当然，作为一种本土化的心理疗法，我们也希望动力棋疗法能够为中国的心理咨询界提供一种新的尝试。我们不能总是拿西方的理论来解决我们中国人的心理问题，我们要有基于国人需要的心理咨询技术和方法，甚至是完整的理论体系！

陈灿锐

于灿锐心理

2017 年 12 月